# Kama-sutra y otras técnicas orientales

# Alicia Gallotti

# Kama-sutra y otras técnicas orientales

Ediciones Martínez Roca

Primera edición: mayo de 2002
Segunda edición: marzo de 2004

Diseño de la cubierta: Exit
Fotografía de cubierta: Image Source
Ilustraciones del interior: © Pedro Richard

© 2002, Alicia Gallotti
© 2002, Ediciones Martínez Roca, S. A.
Paseo de Recoletos, 4. 28001 Madrid
ISBN: 84-270-2821-0
Depósito legal: M. 10.890-2004
Fotocomposición: Pacmer, S. A.
Impresión: Gráficas Rógar, S. A.

*Impreso en España-Printed in Spain*

# ÍNDICE

# INTRODUCCIÓN

**L**a sexualidad es una de las fuentes de mayor gratificación natural que tenemos y contribuye a armonizar y elevar el flujo de la energía vital. Saberlo, como es lógico, nos lleva a sentir interés por mejorar los aspectos sensuales de nuestra vida, buscando nuevos estímulos que contribuyan a desplegar y disfrutar de un grado cada vez más alto y refinado de erotismo.

Los antiguos principios orientales, adaptados al ritmo y tipo de vida de nuestra sociedad, son una riquísima fuente de inspiración para los sentidos. Por ello, esta obra contiene una síntesis del kama-sutra, el taoísmo, el tantrismo, el reiki y otras técnicas afines como el masaje ayurvédico, entre otras. A lo largo de cientos de años, todos ellos se han dedicado a estudiar las energías que se movilizan durante la práctica sexual, así como también a explorar al máximo los puntos erógenos.

Sus bases son el autoconocimiento del cuerpo y de la mente en la exploración del deleite compartido y la búsqueda de una espontánea realización armónica, sin compulsiones ni ansiedades y con el máximo aprovechamiento del capital energético del que todos disponemos.

Para quienes deseen enriquecer su sexualidad, las técnicas neoorientales les descubrirán el maravilloso y amplio mundo que encierran sus cuerpos y las infinitas posibilidades que éstos tienen.

Sin embargo, no se trata de seguir y aplicar complicadas reglas apropiadas para otras culturas y que resultarían demasiado extrañas para la nuestra, sino de extraer de ellas lo mejor que puedan brindar en el presente a hombres y mujeres deseosos de estimular su libido y de gozar sin inhibiciones y con la más intensa creatividad de ese manantial inagotable de placer que es el sexo.

# APRENDER A DESVELAR LAS CLAVES

**E**ntre los principios más sugerentes de la cultura sexual de Oriente se encuentra el ir en busca del placer por el placer en sí y no hacer del sexo una maratón competitiva en la que se pretendan alcanzar marcas, ya que de lo que se trata es de dejarse llevar por la sensualidad sin propósito alguno para que sea ella misma el vehículo que nos conduzca.

Otra de las claves es dejar fluir la energía libremente, lo que requiere que nos demos tiempo y nos relajemos a la hora del encuentro sexual. Esta actitud nos permitirá dejarnos llevar por las caricias para provocar sensaciones placenteras, tanto si las damos como si las recibimos; el secreto consiste en desinhibirse y no plantearse como único objetivo llegar al orgasmo. De este modo, el intercambio sensual se enriquece con infinidad de percepciones que multiplican el deseo y la atracción, convirtiendo cada momento erótico en una aventura pasional.

## LOS CENTROS ENERGÉTICOS

En los tratados orientales sobre sexualidad, uno de los puntos de partida son los «chakras», una serie de centros en los que se concentra la energía y están repartidos por diversas zonas del cuerpo. Durante el contacto sexual sentimos que una intensa corriente energética nos recorre y la percibimos a través de las sensaciones físicas y emocionales, que se ponen en marcha y cuya máxima expresión es similar a una explosión (con frecuencia se habla incluso de «descarga», lo que también se asocia a la energía) que experimentamos al llegar a la cima de la sensualidad.

Saber dónde están ubicados los chakras y el modo en que influyen en nosotros sirve para incrementar el goce de lo que en Occidente denominamos zonas erógenas, porque hay coincidencia entre éstas y los vértices de energía que describen los orientales. También porque nos descubren algunas partes del cuerpo, de gran potencial erótico, con las que los occidentales no estamos familiarizados, recordándonos que la sexualidad no se limita a las zonas genitales y a unos escasos puntos que es preciso estimular para conseguir la excitación, sino que va mucho más allá.

De abajo arriba, el primer chakra se encuentra en la base de la columna vertebral y tiene influencia sobre el recto y la entrepierna, aportando espontaneidad e independencia. El segundo está a la altura de la pelvis; profundamente asociado a los genitales, es el que regula la energía sexual. Por encima del ombligo hallamos el tercero, cuya característica principal es la de revitalizar. El cuarto chakra coincide con el corazón y es el emisor y receptor de los sentimientos y emociones. En quinto lugar se encuentra el chakra garganta, que impulsa la comunica-

**El sexo tántrico** contiene entre sus principios básicos una idea que es posible y, sobre todo, deseable adoptar: todo el mapa del cuerpo es potencialmente erógeno; por lo tanto, conocer los puntos álgidos de concentración de la energía nos lleva a explorar las posibilidades de disfrute que tenemos.

ción, y el sexto, llamado también del tercer ojo, se halla entre las cejas y nos da conciencia de nuestro propio ser. Por último, en la coronilla está el chakra de la corona o luz suprema, que al ser recorrido por la energía erótica es capaz de llevarnos al éxtasis. Si la energía es fluida entre los siete chakras, se consiguen relaciones sexuales de gran intensidad, logrando prolongar la sensación orgásmica a lo largo del día.

## APROVECHAR LA ENERGÍA SEXUAL

Cada vez que emprendemos una acción o nos dedicamos a una actividad, del tipo que sea, sin que lo percibamos, nuestra energía se pone en marcha, como si hubiera un motor interno que nos inyectara potencia.

Aunque a veces no seamos demasiado conscientes de ello, si estamos cansados o nos invade el estrés, la potencia se bloquea y no podemos canalizarla creativamente en ningún aspecto, y menos aún hacia el goce sensorial.

Pero si lo tenemos en cuenta y nos concentramos en los vértices de energía que hay en nuestro cuerpo y actuamos sobre ellos relajándolos con sabias caricias, toques o masajes, la corriente energética vuelve a circular. Por ello, dedicar los preliminares sexuales a despertar y hacer fluir libremente la fuerza erótica que hay en nuestro interior permite conducirla fácilmente hacia nuestros sentidos, logrando el estímulo buscado.

## EL EQUILIBRIO HOMBRE-MUJER

La armonía entre dos factores opuestos y complementarios –el yin, que equivale a lo femenino, y el yang, representante del principio masculino– es esencial para disfrutar de una intensa sexualidad. Para conseguir este equilibrio debemos comenzar por sentir como nuestros cada uno de los instantes en que goza el otro y disponernos a dar y recibir sin límites, nos lleve hasta donde nos lleve el juego.

No hay nada más erótico que estar alerta para recibir el estímulo que enarde-

**El verdadero sentido que podemos extraer de los textos orientales acerca del equilibrio yin-yang es la manera de hallar la perfecta combinación entre los integrantes de la pareja.**

ce nuestros sentidos, como oír un suspiro, la respiración alterada, una palabra susurrada o cualquier otro indicio que nos comunique el disfrute de nuestra pareja y sentirlo como si fuera nuestro murmullo amoroso.

El verdadero sentido que podemos extraer de los textos orientales acerca del equilibrio yin-yang es la manera de hallar la perfecta combinación erótica entre los integrantes de la pareja y, al mismo tiempo, aceptar e incorporar cada uno su parte femenina y masculina, para que ambos puedan disfrutar intensamente de su sexualidad.

## AMBIENTE SENSUAL

Conseguir que el espacio sea estimulante es un buen punto de partida del encuentro sexual, una suerte de cita previa con la sensualidad, para que ésta presida la acción en todo momento. Por supuesto que, de acuerdo a las preferencias y la sensibilidad de los amantes, los juegos eróticos preliminares se desarrollarán en ambientes que respondan a los gustos que estimulan a la pareja.

La luz, con su poder envolvente, tiene siempre un efecto incitante, aunque no hay más reglas que las que dictan los protagonistas: puede ser intensa o velada; oscuridad total o una tenue iluminación con velas aromáticas que enardezcan los sentidos. El color de la habitación, la textura de los tapizados o de las sábanas, las alfombras, las cortinas, todo influye sobre los sentidos en el escenario del placer. Sin embargo, conviene que la preparación del ambiente adecuado sintonice con los gustos del compañero, pues de lo contrario su efecto puede llegar a ser contraproducente.

Dentro de ese juego de insinuaciones provocativas compuesto por miles de detalles, una cena o comida para dos, en un ambiente íntimo, estimulados por alimentos presumiblemente afrodisíacos y rodeados de una suave melodía en un entorno mágico; un sensual baile que les haga perder la noción del tiempo; un voluptuoso baño compartido, son sólo algunas

de las muchas posibilidades que inevita-
blemente los acercará al disfrute.

## EL SENTIDO DEL TACTO

Saber sentir y reconocer cada trocito
de piel del amante es, en la cultura oriental, toda una filosofía y un arte basados
en el poder energético del cuerpo. Si antes de acariciar al otro, ambos se frotan
las manos durante treinta o cuarenta se-

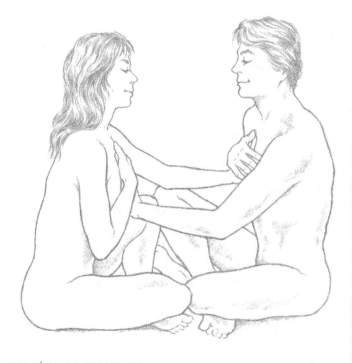

gundos, la temperatura sube y emerge de ellas. Esta energía se potencia cuando la pareja enfrenta sus palmas, ya que se produce un intercambio similar a una corriente eléctrica que al tocar luego al otro transmite una vibración especial.

Cuando las caricias se ofrecen sin prisa y largamente, como si de una ceremonia sagrada se tratara, es posible recrearse en cada punto del cuerpo y la persona acariciada recibe la energía erótica con plenitud; la clave de la sensualidad consiste en un juego lento casi hipnótico, librado a lo que dicta el propio deseo: las manos se detienen en un punto preciso y quedan quietas en el estómago, en una pierna o en cualquier parte del cuerpo, mientras transmiten, a través de la concentración, su carga sexual.

Esa misma carga es la que nos hace «viajar» libremente cuando las palmas, los dedos o los nudillos se pasean por zonas más amplias. Son contactos creativos e insinuantes, que van despertando el deseo en ambos amantes, y el grado de sensualidad mutua se nutre y aumenta cada vez más.

**En el trantismo,** lo que se sugiere o insinúa, lo que aparece envuelto como en un velo de secreto, es mucho más atractivo que lo directo y evidente. Es más morboso apuntar a lo que se desea que hacerlo directamente; resulta más estimulante presionar levemente que apretar con fuerza, rozar que palpar, ya que la promesa sexual contiene una fuerte carga erótica.

# EL RITUAL DEL BESO

Uno de los primeros contactos íntimos entre amantes es unir las bocas en un beso. Si al hacerlo van siguiendo un ritual y lo desarrollan poco a poco, su ansia aumentará en cada roce. El solo hecho de acercar los labios en un gesto insinuante, manteniendo por instantes una cierta distancia, anticipa la pasión.

Los orientales comienzan con besos en los que sólo entran en contacto los labios; éstos son muy sugestivos si se dan lenta y suavemente, aumentando luego, poco a poco, la presión. Después pasan a lamer exteriormente la boca hasta introducir la lengua y explorar todo su interior, recorriendo los lados y el paladar, encontrándose las lenguas para entrelazarse, jugar y reconocer su sabor y su aroma. Los mordiscos y las succiones intensas, a los que llegan, naturalmente, en el momento deseado, son tan incitantes que muchas mujeres y hombres sienten cómo se humedecen y laten sus genitales por el deseo.

**Mientras que** en Occidente los amantes suelen besarse en los parques, en los cines o en todo tipo de lugares públicos, en las culturas orientales se considera el beso como un gesto de tanta carga erótica que sólo se practica en la intimidad.

# CÓMO INTENSIFICAR EL DESEO

En la ceremonia erótica cumple un papel muy importante el momento de quitarse la ropa. Los hombres y mujeres sensibles y sabios en el arte sensual aprenden a incorporar esta etapa como uno más de los escarceos preliminares de la relación sexual.

Aunque antes ya se han intercambiado besos y caricias, se anhela sentir el cuerpo desnudo del amante; sin embargo, es muy incitante hacerlo muy lentamente, como si se tratara de un verdadero ritual. El permanecer como espectador o ayudar al otro a desprenderse de su ropa coopera para crear un ambiente de intimidad compartida.

También ocurre que, a veces, uno de ellos quiere hacer de su desnudez un desafío, ya que en muchas ocasiones el morbo se desata cuando se produce un inquietante y estimulante juego del «escondite», en el que uno busca y el otro oculta para aumentar así el deseo.

**Un antiguo** tratado erótico chino sugiere que el amante debe prestar especial atención a aquello que se le oculta a la vista o la piel que se intenta hurtar a las manos, porque es en esos puntos donde más se anhela el estímulo. Un consejo muy sabio para tener en cuenta, antes de comenzar a acariciar.

**A veces se quiere hacer de la desnudez un desafío, ya que en muchas ocasiones el morbo se desata cuando se produce un inquietante y estimulante juego del «escondite», en el que uno busca y el otro oculta para aumentar el deseo.**

La mejor de las guías es, en estos casos, la propia intuición, ya que es la que dicta que se comience a rozar suavemente, aún con la ropa puesta, aquellos puntos eróticos que permanecen ocultos, dando inicio a una suerte de danza sensual.

## CARICIAS INESPERADAS

El disfrute sexual no conoce límites, son los amantes con su carga de erotismo los que pueden llevarlo cada vez más lejos. Acariciar móbidamente sólo con las yemas de los dedos provoca intensos escalofríos de placer. Del mismo modo que toda la piel se eriza con sensaciones singulares al ser rozada –porque la textura de las distintas áreas del cuerpo es diferente– con otras partes del cuerpo que no sean las manos.

El cabello, la barbilla, la frente o los pechos recorriendo el cuerpo de él; las plantas de los pies actuando como si fueran las palmas de las manos; el pubis o el pene frotando el pecho o la espalda, generan fuertes sensaciones sensuales, al ir cambiando el tacto y el ritmo con el que se está acariciando.

## ARMAS «SECRETAS» PARA EROTIZAR

Un pañuelo de gasa o de seda puede ser un instrumento cargado de placer. Anudarlo detrás de la cabeza para tapar la visión del amante, rozándolo luego con todo el cuerpo para ir descubriendo qué es lo que lo excita, es una experiencia digna de ser vivida. Igualmente intensa es, si mientras él mantiene los ojos velados, la mujer acerca a sus labios un pecho, la vulva o los dedos de los pies para que los bese o los lama. Si es ella la que tiene los ojos tapados y él quien lame su cuerpo, introduce sus dedos en la anhelante boca y finalmente la recorre con el pene, sus sentidos actuarán como un potenciador del deseo.

El pañuelo tiene aún muchas y muy sensuales posibilidades, como es pasearlo por todo el cuerpo del amante, recreán-

**El cabello, la barbilla, la frente o los pechos recorriendo el cuerpo de él; las plantas de los pies actuando como si fueran las palmas de las manos; el pubis o el pene frotando el pecho o la espalda, generan fuertes sensaciones sensuales, al ir cambiando el tacto y el ritmo con el que se está acariciando.**

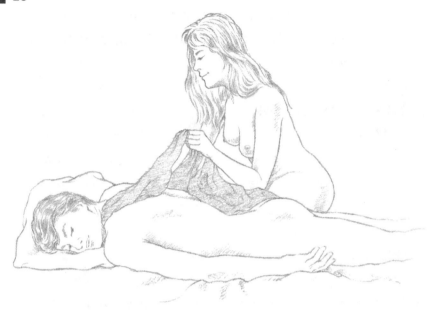

dose en frotarlo suavemente por la delicada línea que hay entre las nalgas, rozando el ano, el perineo y los testículos, o impregnándolo del aroma sensual de la vulva húmeda.

La pasión es una ave de altos vuelos; por eso transmitir sensualidad con la levedad de una pluma genera una alta temperatura sexual.

Las plumas de ave son aliadas indispensables en las sesiones que describen los tratados eróticos orientales. Recorrer el

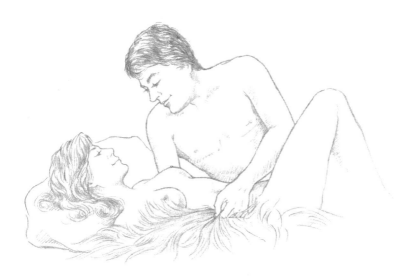

territorio de la piel con una o varias plumas, trazando sobre ella los caprichosos itinerarios que dicta el deseo y atendiendo a las distintas partes del cuerpo que despiertan con su contacto, proporciona a los amantes sensaciones inéditas e inolvidables.

## DESPERTAR UN SINFÍN DE SENSACIONES

Si recordamos en todo momento que, aunque ciertas zonas son especialmente erógenas, es el todo lo que está recorrido por la corriente sexual, sabremos des-

**Dejar caer las** gotas de cera de una vela encendida –desde cierta distancia para que no queme– sobre el cuerpo desnudo del amante, como si se fueran creando tatuajes de extrañas figuras, es un juego muy sensual para ambos.

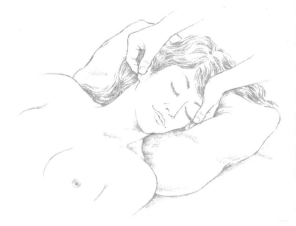

pertar sensaciones inéditas. Ninguna porción de la piel merece quedar fuera del alcance del goce.

Los pies son una zona del cuerpo que frecuentemente se olvida; sin embargo, muchos hombres y mujeres consideran muy erótico que se los besen. A ellas, sobre todo, les gusta que se recorra el círculo de los tobillos con la lengua húmeda, y ambos –hombre y mujer– gozan cuando les lamen mórbidamente los dedos de los pies. Ellos, particularmente, por la forma de los dedos, suelen asociar este estímulo a la succión del pene. Acariciar las plantas produciendo leves cosquilleos es también intensamente sensual.

Un punto y aparte merece la excitación de la zona de las orejas, porque en ellas se unen dos sentidos de gran importancia: el oído y el tacto. Suele ser muy incitante besar o lamer los lóbulos y por detrás del pabellón de la oreja, mientras se emiten suspiros, se sopla o simplemente se murmura; como también es muy insinuante rozarlas, produciendo suaves cosquillas.

El rostro tiene innumerables terminaciones nerviosas, desde el nacimiento de la raíz del cabello hasta el cuello y la nuca, que despiertan si se las estimula con be-

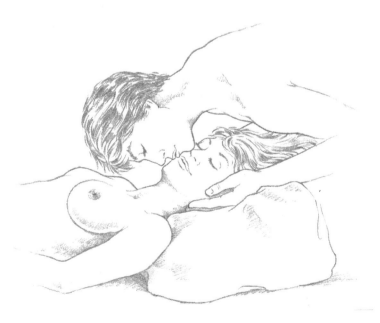

sos, mordiscos y lametazos. La nuca es una área muy sensible; recorrerla con la punta de la lengua erecta o con dos dedos tensos hasta el nacimiento del cabello, o partir de ella para trazar un recorrido a lo largo de la espina dorsal hasta el inicio de la línea que parte las nalgas, suele despertar sensaciones voluptuosas.

El deseo puede avivarse tocando zonas del cuerpo insospechadas, como las costillas y, sobre todo, los espacios entre ellas, que al ser besados o recorridos con la punta de la lengua estimulan el recuerdo de haber sentido ese placer o sorprenden a aquellos que nunca lo han experimentado.

# GOZAR PLENAMENTE

**Y**a erotizados por las caricias y los besos que han ido despertando su energía sexual, los amantes llegan por fin a un punto en el que, lejos de desear un descanso, se sienten incitados a continuar avanzando sin prisa, deteniéndose en cada trocito de la piel, para internarse cada vez más en la voluptuosidad.

Lentamente, la energía se despliega, ofreciéndoles sensaciones nuevas e inesperadas si están dispuestos a vivirlas libremente, aventurándose y explorando las propias posibilidades de disfrute y las del compañero sexual sin tapujos, respondiendo a los deseos más ardientes y a las fantasías más recónditas, que son las que dictan el camino a seguir, siempre más allá, tratando de traspasar los límites.

Los orientales recomiendan olvidar inhibiciones, atendiendo tan sólo a la llamada del instinto, que sabiamente va descubriendo los secretos y los auténticos deseos de la libido.

## INTERNARSE EN EL PLACER DE LA VULVA

La vulva es un verdadero «templo» de placer. Acercarse lenta y suavemente a ella, como si se siguiera un ritual antes de penetrar en su interior, es un arte que permite disfrutar intensamente tanto a los hombres como a las mujeres.

Para que las sensaciones sean más estimulantes, la propuesta es no ir directamente hacia los genitales sino seguir una suerte de ceremonia que comienza

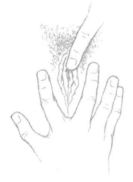

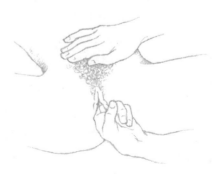

rozando con delicadeza el vientre, descendiendo suavemente desde el ombligo hacia el monte de Venus, besando y lamiendo la piel hasta enredar los dedos en el vello púbico y jugueteando con sus raíces, ricas en terminaciones sensibles. O comenzando por besar la cara interior de los muslos mientras se desliza una mano por debajo de las nalgas para acariciarlas, de manera que en el cuerpo de ella se fundan múltiples sensaciones.

Cuando por fin él se acerca y toca los sensibles labios exteriores, la vulva se va abriendo como una flor, dejando ver los sensitivos labios interiores que laten anhelantes esperando ser rozados. En ese momento, si dirige sus caricias a los muslos y luego vuelve a insinuar un acercamiento al clítoris, ya erecto, hará que aumente el deseo en ella.

La respuesta de cada mujer es singular y no siempre reacciona igual ante los mismos estímulos, pero si el amante toma esto como un aliciente más, su imaginación se desatará, incrementando su creatividad sexual. Una mano reptando des-

**Al abrir los** labios exteriores de la vulva es posible descubrir si está húmeda, ya que, aunque la mujer haya alcanzado un alto punto de excitación, no siempre está bien lubricada. Es intensamente erótico que él se moje los dedos con saliva antes de continuar acariciándola.

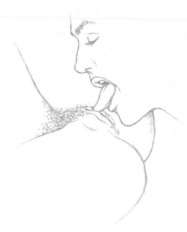

pacio y estimulando el clítoris mientras la otra abarca el monte de Venus o acaricia los senos provoca la circulación de una corriente energética muy fuerte entre ambos puntos erógenos, y lo mismo ocurre cuando se roza el clítoris sensualmente, mientras se introducen dos dedos, de la otra mano, en la vagina o en el ano, para multiplicar el disfrute en varios puntos a la vez.

## INTERNARSE EN EL PLACER DEL PENE

El hombre goza con diversos estímulos, pero sobre todo disfruta con la excitación directa sobre los genitales. Cuando ella lo acaricia con la mano, la vulva, los pechos y otras partes de su cuerpo, o con juguetes eróticos, el pene va respondiendo desde sus terminales nerviosas con una potente carga de energía erótica.

Pero antes de la caricia directa sobre el falo, la mujer intuitiva y sensible conoce cómo despertar la energía de su amante, provocando que la tensión vaya creciendo poco a poco, para que la sensación final sea más intensa. Probando y descubriendo, ella aprende lo que a él más le gusta, simplemente jugando y disfrutando al mismo tiempo que su amante.

**Hay ciertos** puntos que no se consideran erógenos y son centros de gran carga sensual. Entre ellos se encuentran la parte posterior de las orejas o sus lóbulos, los párpados cerrados, el ombligo y la línea donde nace el vello púbico.

A él le basta con ver su pene entre las manos de ella para excitarse y cuando lo encierra entre sus dedos, mientras a la vez acaricia la sedosa piel del glande, jugando con el frenillo o trazando círculos, su cuerpo se estremece por las descargas de placer.

También para estimularlo, la lentitud y la suavidad son claves que hacen crecer el ansia sexual; cosquillear los delicados huecos entre las ingles o recorrer los testículos con la yema de los dedos, sosteniendo al mismo tiempo el miembro y acariciándolo desde la raíz hasta la punta, elevan a tal grado la erección que muchas veces aparecen las primeras gotas de semen, humedeciendo el glande.

**Situada encima de él, ella sumerge en cava la «copa» de sus pechos y se inclina para darlos a «beber» al amante, que, sentado, los succiona ávido.**

## HÚMEDA INTIMIDAD

Las fuentes de goce que ofrece el sexo son ilimitadas y merecen disfrutarse con los cinco sentidos; además del aliciente de la vista ante el cuerpo desnudo, de la sensación que transmite el tacto de la piel, los aromas que fluyen de la

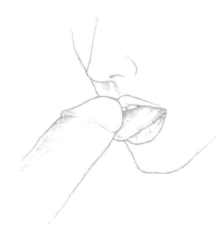

**La lengua** registra al detalle la diferencia de texturas y para saborearlas mejor cambia el ritmo; estas variaciones son clave para estimular los genitales de los amantes, porque la diversidad de caricias resulta sorprendente y excitante al mismo tiempo.

excitación y los murmullos o palabras que enervan el oído, aún hay otro estímulo sensualmente muy especial: aprender a saborear al amante.

El interior de la boca, la lengua y el paladar son muy sensitivos, no sólo por-

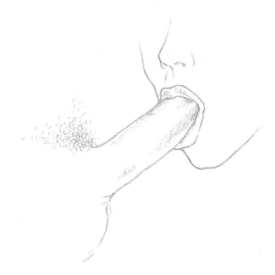

que son puntos erógenos, sino también porque están densamente poblados por las sensibles papilas gustativas. Por ello no es casual que a menudo se compare el disfrute sexual con los refinamientos gastronómicos, de modo que internarse decididamente por esa ruta une ambos placeres, deparando sensaciones intensas.

De la imaginación de los amantes dependen los sabores que elijan para aumentar su excitación; las variantes son múltiples y es probando como se descubren las preferencias.

Situada encima de él, ella sumerge en champán la «copa» de sus pechos y se inclina para darlos a «beber» al amante, que, sentado, los succiona ávido; luego, con él de pie, ella recubre su pene con nata y disfruta reuniendo en su boca los intensos sabores del dulce y la piel palpitante del falo, hasta saciarse.

Lamerle a la mujer la vulva untada con mermelada, chocolate o helado es una experiencia única e intransferible hasta que no se ha gozado. Igual sucede al sorber hasta la última gota el yogur que cubre el pene, produciendo un enervante cosquilleo que recorre el cuerpo de ambos por entero.

## UN ESTÍMULO DIFERENTE

La asombrosa libertad que para la remota época en que fueron escritos ofrecen los textos orientales en la práctica de la sexualidad derrota tabúes que en muchos casos aún tienen vigencia, incluso en las sociedades más modernas. Uno de ellos, acaso el que más se resiste a desaparecer, es el que incluye el placer anal como fuente de gozo compartido.

Se trata de un punto cuya energía otorga precisamente libertad y espontaneidad, lo que invita a despojarse de prejuicios, ya que todo lo que supone abrirse al erotismo es un estímulo añadido y si se desea disfrutar del sexo con plena libertad no pueden dejarse al margen sensaciones placenteras.

Tanto para el hombre como para la mujer, la estimulación de la zona anal, con las manos y la lengua, es muy excitante, así como la penetración leve con un dedo que va tanteando y ensanchando lentamente el canal.

Las sensaciones que se despiertan estimulando a la vez el ano y el clítoris están entre las más intensas que puede vivir una mujer. Similar placer le depara a él si, cuando está de lado en la cama o de pie, ella se sitúa por detrás y mientras estimula el pene va lamiéndole o rozándole la sensitiva zona que rodea el anillo que se oculta en el interior de las nalgas y el perineo; luego, si ambos lo desean, pueden traspasar el umbral e introducir delicadamente un dedo para multiplicar el erotismo.

**El orificio anal** está rodeado de fibras nerviosas muy sensibles, capaces de transmitir vibraciones placenteras que se dirigen en oleadas hacia todos los centros energéticos del cuerpo, llegando al cerebro con la potencia de un ciclón.

## CEREMONIA A SOLAS
## O COMPARTIDA

Para la mujer es sumamente sensual iniciar el rito masturbatorio tomando un relajante baño caliente de agua perfumada con esencias que estimulen sus sentidos: pachulí, sándalo o cualquier otro aroma intenso. Luego, echarse desnuda y dejar en libertad su fantasía en la que pueden intervenir o no imágenes masculinas, mientras se acaricia todo el cuerpo incidiendo en las zonas donde siente que se concentra la energía, para despertarla y que fluya libremente. Lo demás es simplemente dejarse llevar y experimentar cómo la corriente de excitación invade cada punto de la piel hasta que se produzca el orgasmo, aunque no es ésta la única meta, sino también aprender a conocerse en esta experiencia para poder compartirla más tarde.

A él lo excita sobremanera autoerotizarse hasta el punto máximo, pero sin llegar a descargar su tensión sexual en el

**Masturbarse** a dos sin olvidar ningún rincón del cuerpo es una experiencia vital que hace crecer la energía sexual; apretar el falo en el hueco de la axila, entre las nalgas entreabiertas o los pechos, a la vez que los dedos estimulan los pezones o el clítoris, o los excita ella misma, produce un deleite incomparable. Por su parte, ella, situada encima de él y con los labios exteriores de la vulva bien abiertos,

Continúa en pág. siguiente

puede masturbarse haciendo movimientos ascendentes y descendentes sobre el falo, mientras se toca los pezones y él le acaricia al mismo ritmo las nalgas o traza un recorrido erótico con sus dedos entre el perineo y la tierna zona que rodea el anillo anal.

orgasmo, deteniéndose en el umbral con sencillas técnicas como contraer los músculos del bajo vientre o pellizcarse suavemente el perineo para que la erección sea cada vez más firme y se mantenga durante más tiempo.

Ella se masturba observándose en el espejo y disfruta doblemente: con el placer que se provoca a sí misma y con la imagen de su excitación, que le permite fantasear con otras manos que la están masturbando.

En cuanto al hombre, puesto que el sentido de la vista es un poderoso afrodisíaco natural, la sola visión del falo erecto y el glande emergiendo desafiante entre sus manos reflejado en el espejo le provoca fantasías que lo trasladan al instante previo a la penetración.

Asimismo, si se colocan juntos frente a un espejo para masturbarse lograrán conocer los secretos deseos del otro.

## CONTROLAR LA VAGINA

El control sobre los músculos vaginales es una de las sabidurías básicas que la mujer debe dominar para disfrutar y dar más placer, ya que la vagina es el punto desde el que se puede mover y hacer circular la energía erótica con armonía para alcanzar el equilibrio hombre-mujer.

Un ejercicio simple para llevar a la práctica y muy satisfactorio es inventar veloces pasos de baile al ritmo de una música rápida, mientras se contrae toda la musculatura del bajo vientre y la pelvis, aguantando la respiración, aunque cuidando de no quedarse sin aire. Con el tiempo —en unos pocos meses, aunque varía de una mujer a otra—, la vagina podrá contraerse y expandirse a voluntad durante el acto sexual, abrazando el pene y generando una suerte de potente latido que aumentará el propio disfrute y el del amante.

Otra práctica semejante a la anterior, y que es posible realizar de pie o sentada y

**La vagina puede contraerse y expandirse a voluntad durante el acto sexual, abrazando el pene y generando una suerte de potente latido que aumentará el disfrute propio y el del amante.**

en cualquier momento y lugar, es contraer y relajar el ano y la vagina, acompasando estos movimientos con la respiración: se inspira al contraer y se exhala el aire al distender los músculos.

Una mujer que aprende a controlar su vagina tiene la llave del erotismo. Puede adaptarse al tamaño del falo, abriéndose o cerrándose a voluntad, también acelerar o ralentizar el ritmo del coito, hacer fluir los jugos que la lubrican y provocar sensaciones estimulantes en el ano y en otros puntos erógenos, trazando un circuito completo de energía.

# AUMENTAR LA POTENCIA SEXUAL

La naturaleza del instinto sexual es tan poderosa que su energía puede desafiar todo tipo de obstáculos para explayarse y alcanzar el placer. Pero no siempre sabemos aprovecharla, y frecuentemente nos sentimos insatisfechos de nuestra realidad. Esperamos que la respuesta instintiva sea aún más ardiente o que se prolongue el acto sexual según nuestros deseos, así como que las relaciones eróticas no tengan límites y nos resulten cada vez más estimulantes. Esto, que así enumerado puede parecer una entelequia, está a nuestro alcance si somos capaces de aprender pequeños trucos adaptables a nuestras relaciones sexuales.

Forma parte de la manera de ser y del estilo de vida oriental el ejercer un control mental sobre cada acto cotidiano, uno de los cuales es la sexualidad. Desde el punto de vista occidental, es visto como frialdad; sin embargo, lejos de ello, precisamente estas actitudes adaptadas a nuestro estilo de vida occidental generan una mayor intensidad sensorial.

El único equipaje que se necesita es una buena carga de imaginación y fantasía, a la que debe sumarse la imprescindible actitud desinhibida que permite trasponer todos los umbrales del morbo, aplicando las infinitas posibilidades que ofrece la sabiduría ancestral para estimular la libido hasta límites insospechados.

## PROLONGAR EL COITO

Algunas veces, el acto pasional es tan satisfactorio que deseamos prolongarlo al máximo. Por medio de sencillas prácticas —algunas de inspiración tántrica adaptadas a Occidente— es posible conseguirlo. La más sencilla es utilizar la propia respiración para retardar o inhibir la eyaculación. Una vez que la punta del glande o todo el pene se halle en el interior de la vagina y experimente la erección que indica que está a punto de llegar al clímax, basta con que inspire profunda y muy lentamente y luego exhale el aire por la nariz. Al mismo tiempo, conviene que mantenga una leve presión de los dientes sobre la punta de la lengua, para que la energía erótica localizada en el pene se traslade a otro punto del cuerpo; esto permite que la erección permanezca firme de forma prolongada, retrasando la polución.

Otra opción sumamente efectiva es aquella que se realiza sobre la zona externa que se corresponde con la próstata. Consiste en comprimir el área que se encuentra a igual distancia entre el ano y la parte superior de las bolsas testiculares; la presión inhibe drásticamente la emisión. Puede hacerlo él directamente o pedir la colaboración de ella, incorporándolo los amantes como un juego erótico más.

Estos mismos métodos también son eficaces si un hombre no puede o no

**Los orientales** recomiendan la práctica de la compresión del pene, que hoy es completamente aceptada por los sexólogos occidentales: consiste en que él o ella sujeten con fuerza entre el pulgar y el índice la base del glande. Así se consigue retardar el orgasmo masculino y también prolongar el acto sexual tanto como se desee.

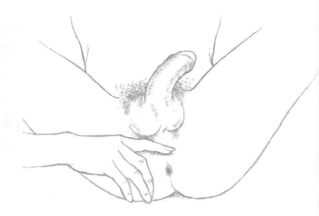

sabe controlar su eyaculación, lo que suele ocurrir en personas muy ansiosas que siempre viven el coito como si fuera su primera experiencia, se ven afectadas por el estrés o por algún problema emocional.

**Mantener una leve presión de los dientes sobre la punta de la lengua, para que la energía erótica localizada en el pene se traslade a otro punto del cuerpo hace que la erección permanezca firme de forma prolongada, postergando la polución.**

## EL ROL FEMENINO

Ella puede tener una actitud activa para que él controle la eyaculación y prolongar el placer de ambos, ya que sabe reconocer los signos inequívocos que indican que el hombre está a punto de alcanzar el clímax. A veces, por la agitación o la súbita aceleración de los movimientos del pene en el interior de la vagina, otras porque él tensa o dobla las piernas, así como también por diversos indicios que aprende a identificar a medida que va conociendo más las reacciones de su amante.

Tanto si es él quien lo dice como si es ella la que se da cuenta de que él está a punto de llegar al orgasmo, lo único que tiene que hacer es quedarse totalmente quieta, distendiendo al mismo tiempo la vagina sin estimular el falo; luego de una pausa retornará muy lentamente el ritmo del coito, evitando apretar con fuerza el pene.

## PENETRACIÓN SIN ERECCIÓN

Cuando por múltiples circunstancias –que pueden ir desde el cansancio físico hasta el estrés o la falta de comunicación– el pene se mantiene fláccido, aun cuando él se sienta muy excitado, es positivo actuar de manera natural, sin que él se avergüence o ella lo interprete como un rechazo. Esto último, sobre todo, es fundamental, ya que el papel de la mujer

**Cuando él está** próximo a eyacular, los testículos ascienden y se contraen; al percibirlo, ella puede ayudar a retrasarla, si ambos están de acuerdo, tomando entre sus manos las bolsas testiculares y dando un tirón suave pero decidido hacia abajo.

**El mito**
largamente sostenido por hombres y mujeres de que sólo es posible el coito si la erección es firme, lo que llevó a crear grandes frustraciones, queda invalidado con esta técnica.

puede ser decisivo para que la falta de erección no se convierta en un problema.

Ella toma el pene fláccido y retira hacia atrás el prepucio hasta que asoma el glande; después lo coge por la base formando una pinza con el dedo índice y pulgar de una mano, y con los mismos dedos de la otra mano hace otra pinza sobre la corona del glande. De este modo lo introduce en la vagina, empujando suavemente el tronco del falo hasta que quede aprisionado por las paredes del canal vaginal. Los músculos pélvicos deben mantenerse relajados para evitar que las contracciones lo expulsen. Cuando las

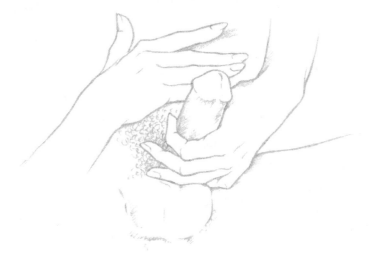

tres cuartas partes del pene ya se encuentren en el interior de la vagina, los amantes unen sus pelvis y entrelazan las piernas para fijar la penetración; sin hacer los movimientos habituales del coito, solamente por el estrecho contacto sensual, es posible descubrir otras formas de placer. Así unidos, la libido se acrecienta cuando él le lame los pechos y las lenguas juguetean entre sí, al tiempo que ella desliza sus manos por la espalda y lo atrae por las nalgas, impulsándolo para que las pelvis no pierdan su ardiente contacto.

Los amantes encontrarán la postura más adecuada para disfrutar de este coito suave; no obstante, la que más lo facilita es aquella en la que ambos están de lado.

**Ella toma el pene fláccido y retira hacia atrás el prepucio hasta que asoma el glande; después lo coge por la base formando una pinza con el dedo índice y pulgar de una mano, y con los mismos dedos de la otra mano hace otra pinza sobre la corona del glande.**

## RITMO Y PLACER

La manera en que se acoplan los amantes y realizan los movimientos que resulten más placenteros son esenciales para que durante la penetración la excitación vaya en aumento y por lo tanto el momento del clímax sea una experiencia pletórica.

Si se insiste siempre en el mismo compás desde el inicio de la penetración hasta el final del coito, puede llegar un punto en que surja la monotonía, principal enemiga de las relaciones placenteras.

El temperamento determinará la cadencia tanto si se prefieren los embates breves, profundos o fogosos porque la urgencia de la pasión así lo requiera, como si son serenos para que el deleite crezca poco a poco.

Él penetra suavemente, acariciando antes con la punta del glande el clítoris y los sensitivos labios interiores, luego introduce una pequeña parte del falo y permanece quieto hasta que ella, con sus movimientos y la apertura de su vagina, lo invita a entrar más profundamente. A partir de ese momento, el ritmo se hace más veloz o voluptuoso, variando las acometidas, acercándose y alejándose para prolongar ese intenso momento de goce. El pene late y busca acariciar las paredes del canal vaginal; la pelvis de ella sube y baja, mueve sus caderas voluptuosamente teniendo como eje el falo, su carne

**El temperamento determinará la cadencia, tanto si se prefieren los embates breves, profundos o fogosos porque la urgencia de la pasión así lo requiera, como si son serenos para que el deleite crezca poco a poco.**

palpita apretándolo, se detiene y cambia de postura, para aumentar el morbo. Así una y otra vez hasta que, exhaustos, lleguen al clímax.

Por supuesto que tanto los movimientos como la postura dependen de si es ella o él quien lleva la iniciativa; asimismo, las combinaciones son infinitas y todas ellas válidas si despiertan percepciones placenteras.

## DISFRUTAR INTENSAMENTE DEL ACTO SEXUAL

Las caricias preliminares destinadas a erotizar y los diversos juegos sensuales, incluyendo la penetración inicial suave, van preparando para el coito, que no se rige por ideas preconcebidas. Las maneras de obtener placer son múltiples y están libradas a la creatividad y la imaginación de la pareja.

Si él nota que la vagina está bien lubricada, además de otros signos visibles como el rubor en ciertas zonas, el temblor de los miembros, la tensión en la es-

**Un juego que** produce estimulantes sensaciones sin llegar al orgasmo es el balanceo rítmico y circular que la vagina de ella describe tomando como eje el pene, sobre todo cuando se sitúa encima de él controlando y dirigiendo los movimientos.

palda y los labios levemente hinchados, así como que ciertos puntos altamente erógenos manifiestan una enorme sensibilidad al tacto, reconoce que ella está preparada para una penetración profunda. Entonces dirige el falo con la mano y juguetea suavemente en la vulva para introducirlo profundamente en la vagina en el primer embate; luego lo desliza acariciando la pared vaginal hasta dejar sólo el glande en el interior; se detiene haciendo crecer el anhelo y recomienza la embestida volviendo a internarse profundamente. Durante el coito, la excitación aumenta si se alterna con otros estímulos, como los besos con la lengua en el interior de la boca, los dedos recorriendo la boca, los toques y roces en pechos y pezones y la caricia en el clítoris. Si él advierte que ella tiene un orgasmo, es el momento de intensificar los movimientos y sacudidas del pene en la vagina para que la sensación orgásmica se prolongue.

Cuando es ella la que cabalga encima de él, administra el ritmo y el movimiento para intensificar sus sensaciones. El cambio de posturas es siempre sensual y da mayor disfrute, como por ejemplo que él la penetre desde atrás, ya que en ese caso el falo roza no sólo la vagina sino también la sensible zona del perineo y la línea erógena que está entre las nalgas. Quienes prefieran el coito anal después de estimular y lubricar el anillo del ano, descubren que es mayor el placer y más sencilla la penetración si excitan al mismo tiempo el clítoris. La estrechez del abrazo que aprieta sensualmente el miembro y los roces continuados en su vulva la transportan al éxtasis.

Uno de los más valiosos caminos para intensificar el disfrute es que los amantes busquen incesantemente nuevas maneras de acrecentar la riqueza del coito, variando las posturas, las cadencias y el tipo de caricias que se prodigan.

Es positivo que, al penetrarla, él recuerde que no es preciso que sus movimientos sean intensos y veloces todo el tiempo, sino que al ir alternando el tipo de penetración de violenta a suave, de

**Durante el coito, la excitación aumenta si se alterna con otros estímulos, como los besos con la lengua en el interior de la boca, los dedos recorriendo la boca, los toques y roces en pechos y pezones y la caricia en el clítoris.**

> **La penetración** lenta es muy excitante para ella. Además, eso le permite acompañar con el latir de su vagina los avances del pene, alternando sus movimientos con espasmos pélvicos, lo que potencia el disfrute de la pareja.

superficial a profunda, aumentará el goce de ambos.

Una vez que se ha producido la penetración, no siempre es preciso continuar hasta llegar al final que desemboca en el clímax; si los amantes se detienen y retroceden, continuando con otros estímulos diferentes como los roces, la felación y el cunnilingus, la masturbación conjunta o del compañero, al volver a introducir el falo en la vagina, el deseo así potenciado los llevará a un orgasmo incontrolable.

Para ambos integrantes de la pareja, los cambios de postura durante la relación sexual son muy excitantes; si la penetración se ha producido en cierta posición, variarla estimula el deseo; de modo que si él ha escogido la postura tradicional situándose encima y súbitamente retira el falo, gira el cuerpo de ella hasta situarla boca abajo y la penetra desde atrás o de lado estimulando al mismo tiempo el clítoris, el coito se prolongará, retardando los orgasmos, que serán más intensos.

Otra de las actitudes que contribuyen a prolongar el placer es mantener el control del músculo pubocoxígeo, tanto el hombre como la mujer; ella apretando el miembro con la vagina y él controlando y retardando la eyaculación.

# JUGUETES SEXUALES

Los objetos para el disfrute sexual tienen ya una larga historia en Occidente, y aunque inicialmente en Oriente fueron creados para satisfacer, sobre todo a la mujer en solitario, en la actualidad son muchos los amantes que incrementan su placer utilizando durante sus juegos eróticos consoladores, vibradores y otros imaginativos complementos. Con ellos se puede dar rienda suelta a las fantasías, iniciarse en nuevas vías de deleite, así como también aprender a desinhibirse, despertando y compartiendo el morbo.

Entre las más conocidas están las bolas chinas, dos esferas que tienen un diámetro que oscila desde medio centímetro hasta los casi tres centímetros y que van ensartadas en un hilo o cordón, de manera que se pueden ir introduciendo de una en una, sirviendo también dicho cordón para retirarlas lenta o rápidamente, según la sensación que se quiera experimentar.

Las bolas se presentan en diversos materiales como metal, látex y madera y su superficie puede ser lisa o rugosa. Al estar alojadas en la vagina se mueven, transmitiendo sensaciones voluptuosas que preparan para el posterior coito o masturbación.

Otra versión es la vibratoria, que tiene un mando para accionarlas y a la vez unir dos bolas equidistantes; puede ser utili-

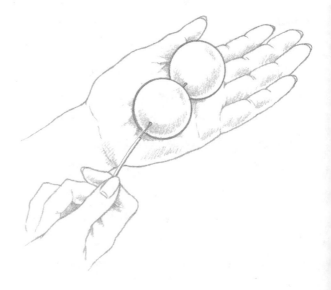

zado por la mujer para autoerotizarse, estimulando a la vez el ano y la vagina, o sea compartida para excitar –al mismo tiempo– la zona anal de ambos, o colocándosela ella en la vagina y él en el ano.

Los orientales han ideado también penes anales que, a diferencia de los consoladores convencionales, no terminan con la punta en forma de glande y son de menor tamaño y grosor; los hay con o sin efecto vibratorio y son especialmente apreciados para iniciarse en la experiencia de este intenso camino de placer.

Otro complemento de excitación anal son las perlas tailandesas, de tamaño pequeño, que se presentan enhebradas en un cordón rígido o flexible, generalmente entre tres y cinco esferas o más. Al ir estirando el cordón que las une dilatan la cavidad anal, a la vez que producen intensos estímulos.

En el caso de ella, mientras es penetrada por su amante, si a la vez éste le introduce estas perlas en el ano, se multiplica el morbo, combinando el ritmo de

**Un accesorio pensado para la mujer es el anillo estimulante del clítoris. Consiste en un aro de goma o látex que se ajusta alrededor de la base del pene y que tiene una superficie rugosa a su alrededor, o unas prolongaciones similares a un pequeño cepillo.**

la introducción perla a perla con el de los embates del coito. Si quien es estimulado es el hombre, le brinda sensaciones complementarias mientras su pene está dentro de la vagina, ya que al mismo tiempo que la penetra a ella, él también es penetrado. En el momento de la eyaculacion, si la amante las va extrayendo una a una, prolonga e intensifica el clímax.

Entre los objetos que producen placer, conocidos desde épocas muy antiguas, los consoladores son los que ofrecen la más sofisticada y amplia gama de modelos: penes de diversos tamaños, texturas, colores, formas y sabores, algunos incluyendo los testículos, y, en ocasiones, con el tronco ornamentado con rugosidades para estimular las paredes vaginales. También hay versiones huecas para ser llenadas de agua u otros líquidos a la temperatura que se desee y que, además, ofrecen un aliciente añadido: «eyaculan» si se los oprime. Cuando estos juguetes eróticos incorporan baterías o pilas, se denominan vibradores. Muchas mujeres los emplean como un complemento para lograr el placer en solitario o simplemente son utilizados por la pareja para multiplicar el placer y modificar los juegos durante el coito.

Es muy importante que este tipo de accesorios para el goce se conserven siempre en condiciones extremadamente higiénicas y que nunca se fuerce su introducción en el ano o la vagina.

Un accesorio pensado para la mujer es el anillo estimulante del clítoris. Consiste en un aro de goma o látex que se ajusta alrededor de la base del pene y que tiene una superficie rugosa a su alrededor, o unas prolongaciones similares a un pequeño cepillo. Al penetrar el falo en la vagina, el anillo estimula el clítoris cuando la penetración es profunda y los pubis de ambos se rozan en las embestidas del coito. Asimismo, el anillo tiene la capacidad de prolongar la erección después de la eyaculación.

El uso del *piercing* se remonta al pasado; tribus asiáticas, indígenas y africanas realizaban ceremonias en las que se perforaban el cuerpo con elementos de marfil, hueso, metal, madera o piedra. En la actualidad se ha recuperado como una estética alternativa; sin embargo, cuando los anillos o piezas de metal se colocan en zonas erógenas como el pene, el escroto, los pezones, el ombligo, el clítoris o los labios vaginales y la lengua, se consideran también accesorios eróticos, ya que durante los juegos amorosos proporcionan percepciones muy sensuales tanto en quien los lleva como en el amante.

## CÓMO DISFRUTAR CON ELLOS

La extensa gama de complementos eróticos y sus variadas funciones destinadas a incrementar el disfrute sexual no sólo actúan excitando los sentidos y las zonas erógenas del cuerpo, sino que también colaboran para incitar la imaginación, ya que tanto en el intercambio de juegos y caricias preliminares como durante el acto sexual multiplican y completan el estímulo que ofrecen las manos, la boca y la lengua.

Incluir los juguetes eróticos supone dar y obtener una satisfacción sensual más allá de los límites acotados por las posibilidades naturales del cuerpo, convirtiéndose los juguetes eróticos en una prolongación del mismo y despertando la creatividad de los amantes.

## LÍNEA ARDIENTE

Ella está a punto de acostarse después de haberse dado un baño caliente que la

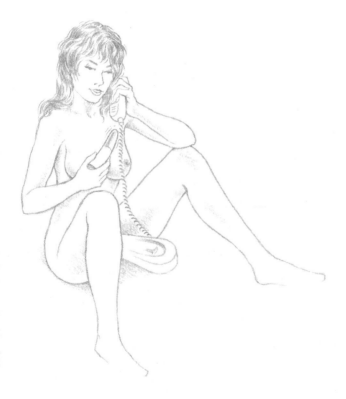

**Él le pide que lleve el vibrador hacia el anillo exterior del ano, diciéndole que desearía estar allí con ella lamiéndolo y untándolo con su saliva, para luego introducir lentamente uno de sus dedos en la sensual cavidad.**

ha relajado y al mismo tiempo ha despertado sus sentidos. Suena el teléfono y lo coge, envuelta apenas en una toalla; le basta con oír la profunda voz masculina a través de la línea para sentir que su cuerpo se estremece. La imagen de él se perfila ante sus ojos, y mientras lo escucha, ella lleva una de sus manos a los pechos, que comienza a acariciar sensualmente rodeando los pezones hasta que siente cómo se endurecen, en respuesta al roce.

Luego baja hacia su ombligo y en ese momento ella le dice lo que está haciendo y cómo añora su presencia; el tono de voz de él cambia completamente y comienza a sugerirle caricias y a recordarle las maneras en que le gustaría jugar con su cuerpo; ella sigue los dictados de esa voz sugerente y sensual que parece guiar su mano, que comienza a recorrer el suave interior de los muslos; en ese momento percibe que su vulva late anhelante.

Una vez más es el hombre quien le indica que tome el vibrador e imagine que es él quien la está tocando. Ella así lo hace, y lleva el juguete hacia sus pechos mientras le va describiendo sus sensaciones: la excitación, el calor que sube por su rostro, la humedad de la vagina...

Él le pide que lleve el vibrador hacia el anillo exterior del ano, diciéndole que desearía estar allí con ella lamiéndolo y untándolo con su saliva, para luego introducir lentamente uno de sus dedos en la sensual cavidad. Las palabras disparan el deseo; ella ya no puede más, dirige el vibrador hacia el clítoris y comienza a masturbarse mientras emite un intenso jadeo; al otro lado de la línea oye que él también ha perdido el control de la conversación y que están gozando juntos.

## ANTESALA DEL PLACER

Casi no puede esperar el encuentro nocturno que tendrá con su amante; desea estar preparada para disfrutar intensamente. Por eso, por la tarde, introduce en el canal vaginal las bolas chinas, no sin antes trazar con la pulida superficie de una de ellas un recorrido por los labios

**Las bolas hacen vibrar su vagina con sensaciones desconocidas. Repentinos escalofríos de placer viajan a través de la espalda y las nalgas; los pechos y el vientre ansían la caricia de las manos del amante.**

interiores de la vulva y el clítoris, demorándose en el placer que le proporciona este roce.

Con el sensual juguete en el interior de su cuerpo se dedica a diversas tareas; en cada movimiento de su cuerpo, las bolas hacen vibrar su vagina con sensaciones desconocidas. Repentinos escalofríos de placer viajan a través de la espalda y las nalgas; los pechos y el vientre ansían la caricia de las manos del amante.

Por fin llega la hora del encuentro amoroso: él comienza a besarla lentamente, mordisqueándola y jugueteando con la lengua dentro de su boca. Luego empieza a desvestirla en una lenta ceremonia que a ella la fascina. Al quitarle las brevísimas bragas y acercar su mano al objeto de su deseo descubre el cordón de las bolas chinas y eso lo excita aún más, avivando su morbo.

Se apresura a desnudarse y la recuesta boca arriba sobre una mullida superficie; se sitúa encima, y mientras va alternando las caricias de su boca lamiendo su oreja o besando sus párpados cerrados, sus dedos juegan con el cordón de las bolas, subiéndolo y bajándolo, girando hasta que finalmente roza el clítoris insistentemente, creándole a ella infinidad de estímulos de gran voluptuosidad.

Llega un momento en que ambos están tan poseídos por el deseo que sólo desean llegar al coito. Entonces, con un gesto firme y rápido, él retira el juguete erótico para ocupar su lugar, penetrándola con ansia e iniciando la furiosa cabalgada que los llevará a un clímax irrepetible.

## SEXO Y COLOR

Las dos amigas han pasado la tarde charlando y haciéndose confidencias acerca de su vida sexual, sus preferencias y fantasías; el tono de la conversación ha creado un clima especial de intimidad en ambas, aunque no se lo han confesado.

Cuando cae el crepúsculo una de ellas enciende una luz tenue, pone música suave, comienza a mover su cuerpo rítmicamente acompañando los sonidos y empieza a despojarse de la ropa, ensi-

**Juegan desnudas y se pintan al calor de su capricho y su deseo creciente; alternan la suave caricia del pincel sobre una porción de piel, con roces más intensos en el clítoris y la entrada del ano.**

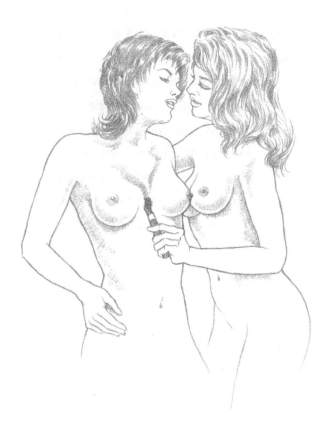

mismada, como si se hallara sola. Al ver-
la, la otra mujer también se desprende
de su ropa y va en busca de finos pinceles y pintura de diversos tonos; está po-
niendo en marcha uno de sus deseos más
secretos.

Al regresar, moja uno de los pinceles
en el bote de pintura y acercándose a la
mujer que danza a medio vestir va dibu-

jando en las partes desnudas de su piel arabescos y caprichosas formas, deteniéndose y remarcando con el suave pincel cuando descubre que en ese trozo de piel las sensaciones son más intensas. Pinta círculos alrededor de los pezones; el roce del pincel y la humedad de la pintura sobre la piel le provocan una sensación electrizante; a continuación, detiene su danza y termina de desvestirse.

Juegan desnudas y se pintan al calor de su capricho y su deseo creciente; alternan la suave caricia del pincel sobre una porción de piel, con roces más intensos en el clítoris y la entrada del ano; excitadas, frotan sus cuerpos para transmitirse con los trazos de la pintura el deseo que las domina.

Se dejan caer sobre el suelo sin dejar de acariciarse; una de ellas se introduce en el ano el pequeño pene dilatador y comienza a moverse voluptuosamente; mientras, con la otra mano, acaricia la vulva de su amiga.

Cuando el ansia las desborda, dejan a un lado la incitación de los juguetes y se lanzan a un frenético disfrute de sexo oral, fundidas las lenguas en sus clítoris hasta llegar al orgasmo.

## ADORNOS PARA GOZAR

Los amantes se van desvistiendo el uno al otro mientras se besan sensualmente; ella se siente estimulada al notar la lengua –adornada con un *piercing*– que se introduce en su boca y la recorre mórbidamente, lo que le produce sensaciones hasta entonces desconocidas. Su pensamiento se anticipa al intenso disfrute que ese contacto le puede dar al recorrer sus pezones y también al que él sentirá al descubrir el *piercing* que ella lleva en los genitales, pero aún no ha llegado ese momento...

Mientras tanto, ambos se dejan llevar por el morbo que ese pequeño instrumento de placer les ofrece al deslizarse por la piel de todo el cuerpo de ella; su tacto metálico y suave que la recorre, creándole un placer fresco y ardiente al mismo tiempo, se detiene jugando en los

**Sólo cuando siente su vulva latiendo húmeda y ardiente por el anhelo vuelve a ponerse boca arriba, dejándole ver que ella también lleva un *piercing* en uno de sus labios vaginales.**

senos, luego baja hacia el ombligo y por fin dibuja la silueta del monte de Venus.

Ella quiere retardar el instante en que le dará la sorpresa de aquello que oculta entre sus piernas y gira el cuerpo para situarse boca abajo, y así deleitar su ansia con la caricia de la pequeña esfera de metal en el canal que separa sus nalgas y en el oscuro anillo del ano.

Sólo cuando siente su vulva latiendo húmeda y ardiente por el anhelo vuelve a ponerse boca arriba, dejándole ver que ella también lleva un *piercing* en uno de sus labios vaginales. Él se estremece de ansiedad y se lanza a una apasionada felación. Acompaña cada roce de su lengua en el clítoris con sabias caricias de sus dedos sobre el aro que apresa su piel, tan cerca de su vagina, alternando la cadencia, lamiendo a un ritmo más lento o más veloz, hasta que la amante gime de placer, para estallar luego en un éxtasis como nunca antes había sentido. Entonces él la penetra, prolongando los estremecimientos de ella, hasta llegar a la eyaculación.

## JUEGO SENSUAL

Para que él se deleite contemplando su placer, ella se tiende boca arriba, con las piernas de lado y juntas, levemente recogidas; se diría que desea dormir porque sus ojos están entrecerrados, pero su intención es otra. Va llevando una de sus manos hacia los pechos y pellizca primero uno y luego el otro pezón, mostrándole al amante el tipo de roce que más la excita; entreabre las piernas y, sin cesar en la caricia, hace descender la otra mano por el vientre, que toca, rodeándolo en forma de círculos, y la lleva luego hasta el vello de su pubis, donde se demora jugueteando para abrirse los labios vaginales con dos dedos y alcanzar con un tercero el clítoris; expuesta ante los ojos del hombre, inicia una masturbación lenta; entonces, él unta sus dedos con saliva y va humedeciendo la senda que conduce hasta el ano.

Viéndola sumida en el placer, él no puede evitar la excitación y comienza a acariciar su pene. De pronto ve que la

**Nuevas y especiales sensaciones aguardan a la mujer que, al mismo tiempo que nota los embates de la fuerte penetración, siente que las suaves púas que rodean al anillo de goma rozan su clítoris rítmicamente hasta llevarla al orgasmo.**

lengua de ella relame sus labios resecos y calientes por el deseo y no puede resistirse a la tentación de acercarse hasta que sus cuerpos se funden.

Pero antes, frota su piel con la de ella, le lame los labios y recorre su cara con la lengua, luego se coloca un anillo de goma en la base del pene; con la punta de su miembro juguetea por en medio del canal entre los pechos de su amante, luego la lleva a la altura del ombligo, repitiendo el itinerario sensual que ella le indicó antes, hasta que, dirigiendo el falo con una mano y levantando las nalgas de su pareja con la otra, la penetra intensamente.

Nuevas y especiales sensaciones aguardan a la mujer, que, al mismo tiempo que nota los embates de la fuerte penetración, siente que las suaves púas que rodean al anillo de goma rozan su clítoris rítmicamente hasta llevarla al orgasmo.

## OCULTO DELEITE

Ella ha lamido y acariciado todo su cuerpo acercándolo al delirio, provocán-

**Cuando lo nota bien lubricado y mientras su propio erotismo crece oyendo la respiración acelerada de su amante, va introduciendo lentamente el pequeño pene anal para aumentar su disfrute.**

dole una erección intensa; cuando él quiere penetrarla, la amante le pide que espere y le susurra al oído que desea hacerlo gozar de una manera nunca antes experimentada. Él acepta y ve cómo toma un pequeño juguete que puede llevarlos a ambos a recorrer nuevos derroteros de sensualidad.

Entonces, él se coloca de rodillas y ella, por detrás, separa con suavidad las nalgas del hombre y comienza a besarlo y lamerlo desde la base del pene hacia los testículos, dejando un rastro de saliva y untando con ella abundantemente el orificio anal. Cuando lo nota bien lubricado y mientras su propio erotismo crece oyendo la respiración acelerada de su amante, va introduciendo lentamente el pequeño pene anal para aumentar su disfrute; su otra mano se dirige hacia el vientre del hombre rozándolo insinuante y, por momentos, vuelve atrás para sostener y acariciar con suavidad el escroto.

Por fin, retira el juguete y es ella quien dándole la espalda se pone de rodillas para ser estimulada de la misma manera.

Él comienza a tocar el anillo anal con sus dedos; cuando la presión cede, le introduce el juguete erótico. Al sentirlo, la mujer demuestra su disfrute moviéndose sensualmente mientras se masturba rozando con sus dedos el clítoris, para sentir cómo uno y otro centro erógeno tiemblan de placer y van transmitiendo ondas de sensualidad incontenible por todo su cuerpo.

## MORBOSA UNIÓN

En su constante búsqueda por hallar nuevas sensaciones, los amantes han descubierto las pequeñas perlas tailandesas que pueden unirlos estrechamente en el placer.

Primero se desnudan lentamente, él demorándose en acariciarle los pechos por encima del suave tejido que los contiene, pero que en su transparencia dejan ver cómo se endurecen con el estímulo.

Ella palpa con sus manos la firmeza de su erección, que estira la tela del calzoncillo que la cubre. Este contacto lo esti-

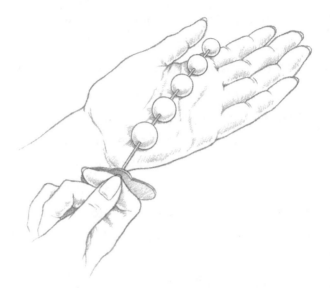

mula aún más y, antes de quitarle la bra-
guita, recorre con su dedo la línea que
discurre entre sus nalgas, tantea con firmeza el ano y sigue hasta erotizar con
sus dedos envueltos en el sedoso tejido
la vulva y frotar con mayor intensidad el
clítoris.

La tela humedecida le expresa mejor
que cualquier otro indicio el grado de excitación de ella, y comienza a desnudarla
pausadamente para aumentar su morbo.
El goce que les espera en este encuentro
es inusitadamente sensual; situados de espaldas, ambos se introducen varias perlas

en el conducto anal, y así, unidos, comienzan a masturbarse; no pueden verse pero se oyen en el goce compartido: ella, enervando el clítoris, rodeando el botón que exige que los roces tengan un ritmo cada vez más rápido; él, formando un cilindro con su mano, que recorre una y otra vez de arriba abajo, y a la inversa, el pene, que parece arder de deseo.

Cada espasmo de su disfrute es acompañado por las pulsaciones que el contacto de las perlas provoca en el ano de ambos amantes. Luego, él se las quita, dando pequeños tirones del cordón al ritmo de sus sensaciones, y después retira las de ella, de una en una, para penetrarla analmente.

**El goce que les espera en este encuentro es inusitadamente sensual; situados de espaldas, ambos se introducen varias perlas en el conducto anal, y así, unidos, comienzan a masturbarse.**

# POSTURAS, LAS VARIANTES
# DEL DISFRUTE

**E**l universo sensual amplía sus horizontes cuando los amantes introducen cambios y variaciones en las posiciones en las que mantienen sus relaciones sexuales. En ocasiones, basta con cambiar la forma de situarse –encima, debajo, cara a cara, dándose la espalda...–, ya sea porque lo impulsa el propio deseo o porque en determinada postura se estimulan más y mejor los puntos erógenos.

Sin embargo, no se trata de practicar complicados y extraños ejercicios gimnásticos, sino precisamente de hallar las posiciones más cómodas y a la vez más estimulantes para cada pareja.

Las que se describen a continuación han sido seleccionadas entre una innumerable cantidad de variantes, y se sugieren por su capacidad para incrementar y potenciar la energía sexual. No obstante, no se trata de una regla que deba seguirse al pie de la letra, ya que es deseable que cada cual dé vía libre a la imaginación para modificarlas, enriquecerlas, combinarlas con otras formas lúdicas de la propia invención o encadenar unas con otras con el objeto de alcanzar el máximo placer.

## EXCITACIÓN MÚLTIPLE

Esta postura es muy erótica y especialmente adecuada si el canal vaginal es corto, ya que, aunque la penetración no es total, permite el estímulo simultáneo

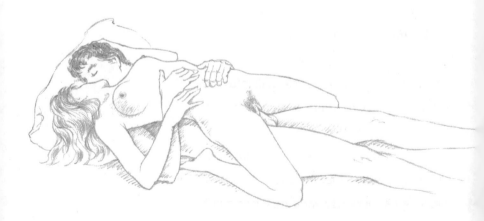

de varias zonas erógenas. El contacto de los cuerpos que se produce al estar estrechamente unidos hace circular con gran fluidez la corriente sexual de ambos.

Él está tumbado boca arriba y ella, de espaldas, se sienta sobre el pene y luego, doblando las rodillas, se recuesta hacia atrás, acoplando las nalgas estrechamente al vientre masculino, mientras las manos del hombre la toman por la cintura. Luego, sus manos ascienden lentamente y juguetean con los pezones para finalmente descender y estimular el clítoris. Cuando la intensidad de la pasión lo requiere, ella se incorpora y con los movimientos de sus caderas marca el ritmo del coito hasta llegar al clímax.

## ENERGÍA EQUILIBRADA

Él se encuentra recostado boca arriba y apoya su cabeza en un cojín. Ella, en cambio, está tendida boca abajo y con la cabeza en dirección opuesta. Eso no impide que estén unidos en una cópula intensa justo por el centro de sus cuerpos.

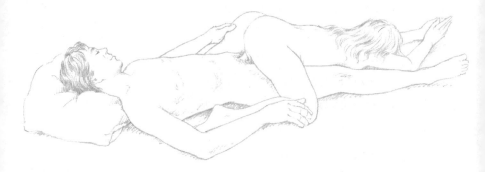

La mujer, además, dobla una de sus piernas, dejando ver la oscura línea interior que parte sus nalgas. La mano del hombre se dirige al muslo para acariciarlo y sigue luego hacia las nalgas. Puede también estimular la zona anal e incluso penetrarla con uno de sus dedos para excitarla aún más. Comienza así una penetración diferente, que enardece especialmente la parte inferior de la vagina, provocando infinitas sensaciones.

Esta manera de acoplarse permite armonizar la energía sexual de los principios opuestos femenino y masculino.

# CÓPULA PROFUNDA

Sentado con las piernas cruzadas y el torso erguido, él la penetra, sosteniéndola por la cintura para que ella, recostada, con los muslos encima de él y los pies enlazados tras sus nalgas, se acaricie los pechos, introduzca un dedo en su boca y luego lo lleve hasta el clítoris.

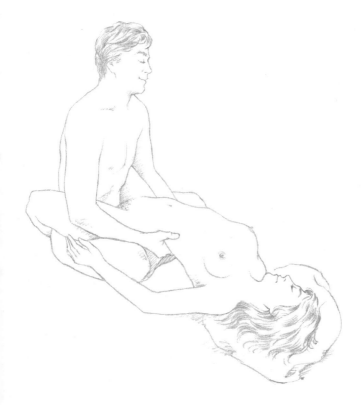

Este abrazo permite una penetración profunda y que el hombre sea quien dicte el ritmo. Mientras, la mujer, entregada totalmente al placer del momento, se deja llevar por la cadencia y, por momentos, contribuye a aumentar el placer de ambos contrayendo y relajando la vagina al ritmo de su excitación. Cuando llega el momento del orgasmo, el hombre la estrecha más intensamente y acompaña las contracciones que se producen en la cintura y la espalda femenina, recorriéndolas con sus manos para aumentar las sensaciones.

## PINZA ERÓTICA

En esta posición, el hombre está de lado y descansa la cabeza en un cojín. Penetra a la mujer de modo que una pierna de ella queda ligeramente elevada por encima de uno de los muslos de él mientras que la otra descansa sobre su vientre, formando una suerte de pinza.

Se dejan llevar libremente porque las manos de ambos alcanzan varios puntos

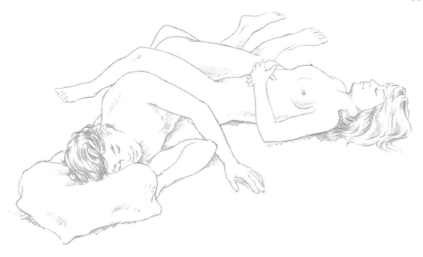

erógenos de los cuerpos entrecruzados y
las caricias van marcando un compás com-
plejo pero intenso, que exalta sus sentidos: él lleva sus dedos al vientre y a los
pechos, su muslo produce un suave roce
sobre el clítoris; ella le araña suavemente
el hombro y la nalga que tiene al alcance
de la mano, así van estimulándose el uno
al otro hasta llegar al clímax. Esta posición
coital es adecuada para personas ágiles,
ya que requiere una buena dosis de fuerza y energía.

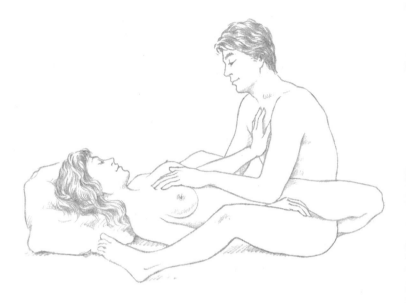

## CARA A CARA

Las energías femenina y masculina dialogan en esta posición comunicándose e intercambiando su carga de sensualidad. Él está sentado con las piernas extendidas y abiertas para que ella, con los muslos encima y las piernas dobladas por detrás, reciba el falo erecto en su interior.

Las manos se posan sobre el pecho del amante, transmitiéndole su excitación, y las miradas se cruzan, manifestándose el ardor que va invadiendo cada porción de sus cuerpos anhelantes por el deseo. Es ella la que embiste, se acerca o se aleja incitante, realiza movimientos sensuales sobre el eje del pene y lo estrecha, envolviéndolo con su vagina húmeda y caliente.

Esta posición es apta para regular la velocidad de ritmo de la cópula, ya que, si él está a punto de eyacular, ella puede detener el movimiento y relajar la pelvis para controlar y retardar el orgasmo masculino.

## PLACER ANAL

En posición fetal, de lado, ella se rinde al abrazo del hombre, que aprieta sus piernas aún más contra su cuerpo. El pene se desliza lentamente hacia el oculto canal que depara intenso disfrute a ambos.

Los juegos eróticos han sido prolongados e incitantes y la han excitado tanto que él, después de acariciarla y lamerla entera, ha mojado uno de sus dedos con los jugos de su vulva para lubricar la zona que se esconde entre sus nalgas y el ano.

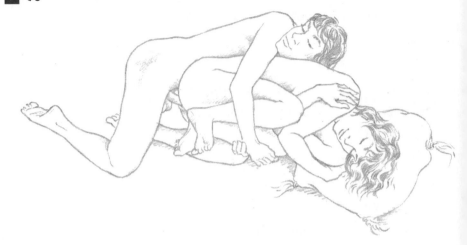

La intensa corriente de gozo llega a todo el cuerpo femenino, que se abre para ser penetrada analmente. Él lo hace despacio; cada uno de sus movimientos es suave y cauteloso para que, paso a paso, se ensanche el conducto anal hasta que finalmente encierre todo su pene. A partir de este momento, cada embestida produce una fricción que los transporta a las más altas sensaciones.

## COMPÁS LENTO

Tendida de lado, la mujer lo espera con las piernas abiertas y flexionadas; él,

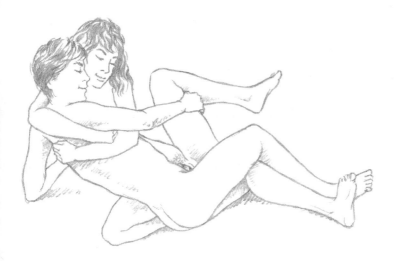

también de lado y sosteniendo con una mano el muslo femenino, la penetra suavemente sin alcanzar demasiada profundidad. Las lenguas se encuentran y juguetean, estimulando el deseo; ella lo abraza estrechamente en un gesto apasionado y de ese modo encuentra la fuerza para impulsarse y descender pausadamente; juntos van creando la cadencia que más placer les da.

Esta postura es muy sensual, ya que los muchos juegos que permite realizar con el glande acariciando el clítoris, la vulva y la vagina la llevan a ella a alcanzar el clímax, y a él a retardar la eyaculación al máximo. En esta placentera unión sexual, a menudo los amantes pueden llegar juntos al orgasmo.

## RITMO COMPARTIDO

Ésta es una de las posturas eróticas preferidas por los amantes fogosos, por el goce que les ofrece tanto si la penetración es vaginal como anal.

De rodillas ambos, ella por delante con las piernas bien abiertas y él detrás, y mientras la penetra, excita el clítoris con sus dedos. El ritmo del coito pueden llevarlo al unísono, o uno de los dos. Si lo hace ella, se sostiene apoyando sus manos en una superficie, para alejarse y acercarse a voluntad y así el falo acaricia su vagina con la intensidad y cadencia que desea.

Cuando el coito es anal, el estímulo del clítoris al mismo tiempo la lleva a ella a un orgasmo que le provoca gran placer y también contribuye a relajar la musculatura anal para que él la penetre profundamente, saciando ambos el deseo en un orgasmo explosivo.

## ARDOR CIMBREANTE

Sentada con una de sus piernas estiradas y la otra flexionada a la altura de la rodilla, su espalda está echada hacia atrás, con la cabeza rendida por la excitación, mientras los brazos, a ambos lados del cuerpo, están tensados y las manos la sostienen. Tiene los pechos anhelantes y bien visibles y la vulva expuesta. Él se coloca boca abajo entre las piernas femeninas, apoyando un muslo por encima de una de ellas; ladea el torso y vuelve la cabeza para que su mirada se encuentre con el mórbido deseo de ella. Sus manos lo sostienen y le dan el impulso para penetrarla y moverse más lenta o más velozmente; él domina la situación y lleva la cadencia; ella lo incita empujando cada tanto hacia adelante, hasta que los movimientos elevan la excitación y disparan el

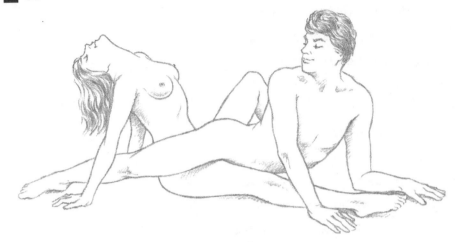

acto sexual hacia el ardor supremo. Ésta es una postura muy erótica, adecuada para amantes de cuerpos flexibles.

## CRECIENTE VOLUPTUOSIDAD

Ella es quien tiene la iniciativa y el mando en la ceremonia sexual. Él descansa su cuerpo de espaldas y apoya la cabeza en una almohada. La amante, en cuclillas y con los muslos bien abiertos, hace penetrar el pene voluptuosamente en su vagina y luego comienza a cabalgar encima de él.

Se siente atraído ante su cuerpo tenso por la excitación, pero ella lo sujeta, impidiendo que ni siquiera la roce, para que el deseo aumente hasta límites insospechados. Mientras tanto, va marcando el ritmo con el cuerpo, inclinándolo en el ángulo exacto que le permite darse placer con el miembro, que a su vez acaricia su interior.

Cuando sobreviene el orgasmo masculino, la vulva se contrae sobre el falo, emitiendo ondas concéntricas que lo llevan al éxtasis. Ésta es una de las posturas más indicadas para los hombres que tienen el pene pequeño.

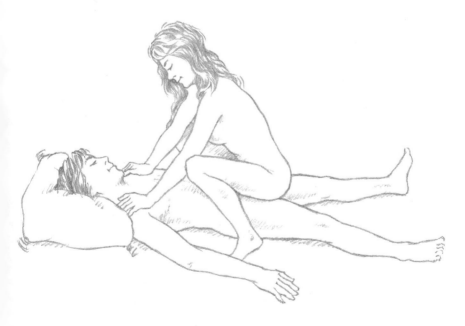

## DOBLE PENETRACIÓN

La mujer está recostada boca abajo con las piernas encogidas de lado y las nalgas expuestas, la cabeza descansa de costado sobre una de sus manos, dispuesta a dejarse llevar por las sensaciones y disfrutar intensamente. Por detrás y arrodillado, él penetra en su vagina mientras estimula sensualmente su clítoris. La otra mano del hombre se desliza anhelante por la espalda y va reptando hacia las nalgas en un lento roce enervante que culmina introduciendo uno de sus dedos en el ano, para que ella sienta la doble

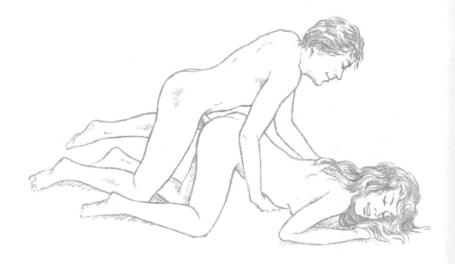

penetración con la misma cadencia del coito.

Esta posición permite una penetración profunda y suave e ir cambiando o acelerando el ritmo hasta llegar al estallido del orgasmo. Además, entre los amantes se crea un círculo de intercambio de energía que acrecienta la corriente erótica.

## TIERNO ABRAZO

Tendida de lado sobre una superficie, ella tiene los brazos hacia atrás y las manos entrelazadas, sobre las que apoya la nuca; lánguidamente, flexiona un poco una de las piernas y ladea la cadera para facilitar y dejar abierto el camino hacia la vagina. Él mantiene elevado el cuerpo sobre las palmas de las manos y así la penetra. Los embates tienen el morbo de la levedad, por lo que esta postura se recomienda cuando la mujer es de complexión frágil y el hombre es más recio, ya que permite el coito sin cargar el peso sobre el cuerpo femenino. Los amantes

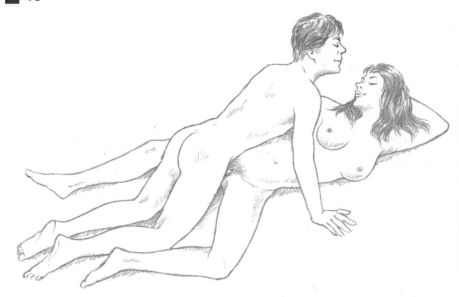

quedan libres para las caricias y, en especial, él tiene al alcance de sus labios y su lengua los pechos y la boca de ella. Cuando se alcance la armonía del movimiento, el hombre puede variar la penetración, alternando el ritmo con suaves ondulaciones que le transmitan a la mujer su energía sexual.

## CONTACTO ÍNTIMO

Los dos amantes se acoplan perfectamente en esta posición en la que ella está de costado sobre una superficie con las piernas semiencogidas a la altura de las rodillas, incitándolo con su espalda y sus nalgas desnudas; el hombre se coloca exactamente en la misma posición, por detrás, rozándola sensualmente con todo su cuerpo.

El pene dentro de la vagina húmeda, las manos de ambos acariciando los pechos femeninos, la boca de él besando y lamiendo tierna o apasionadamente el lóbulo de la oreja y la sensual zona de la nuca que también tiene al alcance de sus labios.

Aunque la penetración sea vaginal, esta postura es sumamente excitante porque permite el contacto de las nalgas de ella con el pubis de él, estimular el clíto-

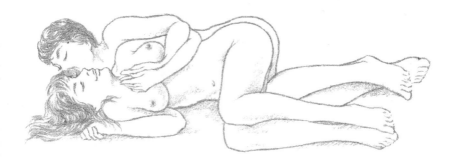

ris, y, también, es adecuada, si ambos lo desean, para practicar el coito anal.

## CUERPO A CUERPO

Para la mujer, ésta es una de las posturas más sensuales. Él está sentado en la llamada posición de loto, con la espalda erguida y las piernas entrelazadas. Así la recibe él abrazando sus nalgas, mientras ella juega con la vagina sobre el miembro, que la va penetrando intensamente, y enlaza a la vez la cintura masculina.

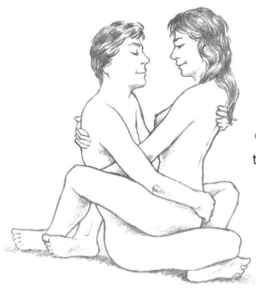

Los cuerpos se rozan, las lenguas se encuentran y el morbo crece en voluptuosas oleadas. La mujer, que está en situación dominante, hace movimientos de vaivén, sube y baja sobre el eje del pene, contrae y relaja la pelvis para darse placer genital y dárselo también a su amante.

A medida que la pasión imprime un ritmo más intenso a la cópula, ésta recuerda un cuerpo a cuerpo que finalmente los lleva al estallido gozoso del orgasmo.

## FUSIÓN PLENA

El hombre se recuesta flexionando un brazo en el que apoya la cabeza, manteniendo el torso semierguido; ella se sienta encima con las piernas dobladas, mientras las manos de él la abrazan por la cintura para ayudarla en el movimiento ascendente-descendente.

Es la mujer quien dirige el juego erótico, llevando la punta del glande hasta su clítoris o dejando que roce y acaricie los labios exteriores e interiores para alcanzar el máximo punto de excitación e incluso llegar al orgasmo, antes de que el miembro penetre completamente en su vagina. Ella debe guiar sus movimientos hasta encontrar la posición más cómoda para evitar que la falta de equilibrio reste ambiente al clima pasional.

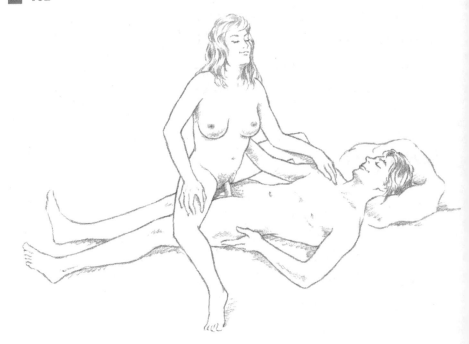

En esta posición, el clímax de ella se prolonga y las sensaciones de placer recorren todo su cuerpo, acompañando a su pareja hasta el frenesí final.

## INTENSA FANTASÍA

Tendido de espaldas, con el torso levantado, él se apoya sobre un brazo para poder ser un espectador ávido cuando su amante se tumba en la dirección con-

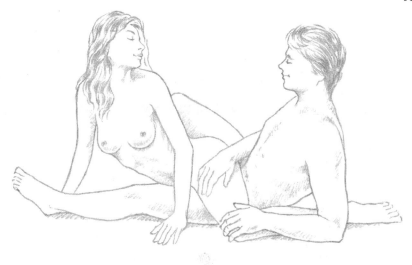

traria. Los pubis quedan así unidos, mientras las piernas se abren a ambos costados de él (ella vuelta hacia él) para que las miradas crucen libremente mensajes de sensualidad. Luego, cuando el deseo crece, la mujer ladea la cabeza y descansa sus manos entre las piernas masculinas.

La penetración lenta y voluptuosa provoca variedad de sensaciones, ya que el pene y la vagina se frotan, acercándose y alejándose, uniéndose cada vez con más ritmo y llevando las sensaciones de deleite hasta lo más hondo de los sentidos. Si él le estimula el anillo exterior del ano, las cotas de placer serán más intensas si cabe.

## ARDIENTE VAIVÉN

Él se sienta cómodamente, recostando la espalda en un almohadón. Ella se acerca lentamente, colocándose a horcajadas, y poco a poco va descendiendo hasta que el pene penetra totalmente en su vagina; luego apoya los pies para impulsar-

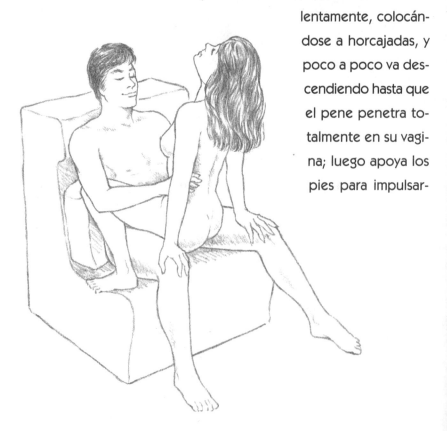

se hacia adelante y ascender y descender pausadamente. Durante el acto sexual, él le recorre la espalda con suavidad, hasta terminar arañándola levemente en un gesto de ardor. En ese momento, ella comienza a balancear los pechos y la cintura con voluptuosidad, incitándolo a que le estimule el clítoris para llevarla al orgasmo.

Mirándose a los ojos, los amantes comienzan el gozoso duelo que los llevará a las cimas del deleite sensual. Esta postura permite igualmente la penetración profunda o leve y les da a ambos un disfrute muy especial que se traduce en orgasmos intensos y prolongados.

## SENSUAL EMBRIAGUEZ

Para que la energía sexual se transmita de un amante al otro, ésta es la posición ideal, ya que la parte superior de sus cuerpos está enteramente fusionada y las palmas de las manos en contacto. Ella lo atrapa con su cuerpo y envuelve el pene con la húmeda vagina, llevando el ritmo que

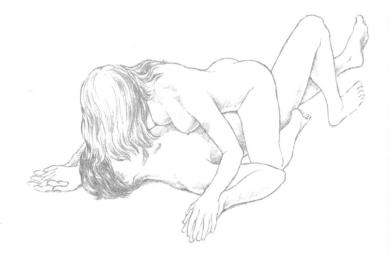

más ansia le despierta, mientras sus pechos se rozan y se estimulan los pezones contra el torso de él.

Para favorecer la cópula, el hombre, situado bajo el cuerpo femenino, tiene una pierna flexionada, dándole a ella máxima comodidad y disfrute. A través de las manos circula una gran energía sexual que es una de las claves de esta postura erótica. La otra clave que también da mucho placer a los amantes es el intercambio de miradas, el introducir mórbidamente un dedo en la boca del otro y el poder entrelazar las lenguas antes y durante el éxtasis.

## SUMO DELEITE

Aunque es muy frecuente, esta posición en que la mujer está debajo y el
hombre encima, con las piernas flexionadas a la altura de las rodillas para favorecer el empuje del pene hasta lo más hondo de la vagina, tiene más posibilidades de
lo que a simple vista puede parecer, porque contiene secretos que permiten elevar intensamente el punto erótico si ella
aprovecha la situación para tomar parte
activa y no se limita a seguir el ritmo de él.
Echada sobre un cojín, ella tiene un do-
minio absoluto sobre los músculos de la
pelvis y la vagina, que puede contraer y
relajar como desee; también están al al-

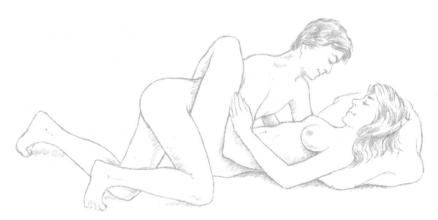

cance de su mano los genitales del amante, que podrá estimular y excitar, dándose
disfrute a la vez que lo lleva a él al punto
álgido del orgasmo.

## VEHEMENCIA ERÓTICA

Recostada sobre su espalda, ella eleva
sus piernas flexionadas hasta apoyar cada
uno de sus pies a los lados del cuello del
amante.

Él la penetra arrodillado, descansan-
do el peso de su cuerpo sobre las palmas
de las manos, y va marcando el ritmo de
los embates. Aunque la posición no le

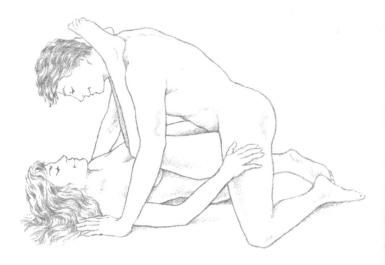

deja demasiada movilidad, ella desliza las manos hasta alcanzar su ano, tocándole suavemente el perineo, y finalmente aprieta sus nalgas para atraerlo en cada anhelante empuje; la penetración es profunda y provoca roces inéditos en las paredes de la vagina. Pero también está especialmente indicada cuando el pene es delgado o cuando la mujer, al estar muy lubricada, lo expulsa de su interior, ya que ella puede juntar los muslos, estrechando la apertura vaginal, para apretar el pene y aumentar el roce.

# MASAJE ERÓTICO

**E**ntre las antiguas filosofías orientales, el masaje ocupa un lugar de privilegio, ya que armoniza los aspectos físico, mental y psicológico de los amantes si los incluyen en sus juegos amatorios para despertar y estimular la sensualidad, generando nuevas experiencias sensoriales.

Así lo subraya el más prestigioso tratado sobre la sexualidad de todos los tiempos, el kama-sutra, que destaca el decisivo papel que cumplen este tipo de caricias para excitar los centros de energía que estimulan la libido.

En Occidente, en cambio, la mayor parte de las veces sólo pensamos en los masajes con fines terapéuticos, dejando de lado sus infinitas posibilidades como fuente de placer.

El contacto de las manos untadas con aceites perfumados deslizándose voluptuosamente por el territorio de la piel suave y tibia, trazando recorridos, produce estremecedoras sensaciones tanto para el amante que acaricia como para el que es acariciado.

## LOS PASOS PREVIOS

Para prepararse y disfrutar del arte del masaje desde el primer instante lo ideal es que los amantes tomen un baño relajante juntos, convirtiendo este acto en la antesala de la posterior sesión sensual, ya que el roce incitante de una esponja suave, de un guante de crin o de un cepillo irá despertando sutiles sensaciones.

Si ello no es posible, igualmente debe procurarse que la piel de las manos sea suave, cálida y seca, que las uñas estén recortadas de tal modo que no hagan daño o arañen involuntariamente y, sobre todo, que aquellas personas que tienen la piel áspera la suavicen con aceites o cremas. Antes de iniciar los masajes, es preciso ca-

**Si la habitación** está a una temperatura de alrededor de 24 °C y tenuemente iluminada, ambientada con música, incienso o velas aromáticas, contribuirá a despertar percepciones más estimulantes. Es conveniente tener en cuenta que no es aconsejable recibir masajes después de una copiosa comida o de beber alcohol en abundancia.

lentar las manos frotándolas entre sí, puesto que, al hacerlo, también emerge la energía que luego se transmitirá al cuerpo del amante.

Es imposible definir un tiempo exacto o máximo para dar y recibir masajes; es preferible que sea el propio despertar del placer el que dicte la duración de esta fase de la sensualidad compartida, hasta que llegue el momento en que se sienta el deseo de profundizar el contacto e internarse en juegos y caricias más directos.

**Antes de iniciar los masajes, es preciso calentar las manos frotándolas entre sí, puesto que, al hacerlo, también emerge la energía que luego se transmitirá al cuerpo del amante.**

## CÓMO HACERLOS

La forma de realizar un masaje erótico es muy variada y, si al hacerlo damos rienda suelta a la imaginación y a la creatividad, se convertirá en un incentivo más de nuestra experiencia sexual.

Sin embargo, hay algunas técnicas básicas que es útil conocer y que los agrupan en cuatro tipos: los que se deslizan suavemente por la piel; los de mediana presión; los más profundos y los llamados

**Para saber qué** tipo de variaciones de ritmo y presión de masaje es más sensual puede probarse antes en la propia piel y luego transmitir este conocimiento a la del amante para conseguir el efecto deseado.

de percusión. Todos ellos son placenteros, y pueden alternarse o seguir un ritmo creciente de intensidad. Como en todos los aspectos de la sexualidad, no hay más guía que la que dicta el placer.

Los masajes suaves son muy sensuales y se recomiendan para el inicio y el final de la sesión. Darlos es sencillo, pues basta con deslizar las manos con suavidad y a un ritmo constante por la piel; si se desea, previamente se puede untar con alguna sustancia lubricante que favorezca el deslizamiento. Se inician partiendo de un punto pero sin insistir demasiado en el mismo, trazando círculos concéntricos que recorran zonas amplias del cuerpo.

Las sensaciones son diferentes si se hacen con las yemas de los dedos: en este caso, el efecto es relajante pero a la vez electrizante y la persona masajeada siente como si la rozara una pluma; lo único que hay que tener en cuenta es no provocar cosquillas para no romper el clima creado. Otra posibilidad es recorrer la piel en sentido longitudinal o en círculos, apoyando primero una palma y luego la otra, lo que permite acceder a una sensación asombrosa ya que se percibe claramente el despertar de los sentidos. Además, esta forma de tocar es muy gratificante, elimina tensiones y hace circular libremente la energía erótica.

Los masajes de mediana presión consisten en «amasar», estrujar y estirar: en el primer caso se toma una porción de piel o músculo y se la pellizca rítmicamente durante un breve espacio de tiempo, luego se la deja descansar y se repite en otra zona cercana, cuidando de que en ningún momento se interrumpa el contacto. Estrujar es ideal para dar masajes en los muslos y el torso; las manos, en este caso, realizan un movimiento de torsión tan intenso que, en ocasiones, llegan a provocar estremecimientos de placer.

Para estirar, basta con apoyar ambas palmas sobre una zona del cuerpo, y mientras una de ellas permanece quieta, la otra estira hacia abajo arrastrando la piel, deteniéndose siempre antes de llegar a un punto claramente erógeno como las

**El más** importante secreto del masaje erótico consiste en que a través del sentido del tacto se interrogue a la piel del amante para descubrirle desconocidos puntos erógenos que sólo esta técnica es capaz de desvelar.

**Estrujar es ideal para dar masaje en los muslos y el torso; las manos, en este caso, realizan un movimiento de torsión tan intenso que, en ocasiones, llegan a provocar estremecimientos de placer.**

tetillas o el pubis, que ni siquiera se deben rozar. Luego se realiza el recorrido inverso también estirando con la misma mano y se repite el masaje con la otra. Si se hace con una cadencia rápida, alternando una y otra palma, se genera un intenso calor que eriza la piel hasta lo más hondo del sutil centro de los sentidos.

Los masajes profundos despiertan infinidad de percepciones si se realizan con los pulgares presionando con fuerza, moviendo las yemas sobre círculos pequeños y apretando puntualmente las plantas de los pies, las palmas de las manos y en torno a las articulaciones; hay que realizarlos con cuidado, lentamente y, si se nota que hay algún punto en el que se genera dolor o incomodidad, detenerlos.

Los masajes de percusión consisten en golpear rítmicamente sobre la piel con el dorso de la mano; aunque una variante muy placentera y con cierto morbo es hacerlos con el puño cerrado y flojo. Procuran un placer intenso, sobre todo en los glúteos, los muslos y las pantorrillas, ya que, desde estos sensibles puntos, las sensaciones se transmiten a todo el cuerpo. Pueden alternarse con pequeños pellizcos que resultan tan vigorizantes que los orientales los recomiendan para reanimar a los amantes cansados cuando la intensidad del coito los ha dejado exhaustos y, al cabo de un rato, desean intentarlo nuevamente.

## MASAJE EN EL PECHO

Ella debe describir círculos con las yemas de sus dedos alrededor de las tetillas y, de tanto en tanto, pellizcarlas suave y sensualmente. Luego, con las palmas abiertas recorre lentamente toda la superficie del torso masculino hasta la cintura, se entretiene en el ombligo y luego asciende mórbidamente. Descubrir lo más enervante para el hombre en esta zona puede llevar algún tiempo, ya que muchos no tienen sensibilidad en las tetillas, pese a que para otros son intensamente erógenas.

Con ella sucede algo muy diferente, puesto que las mujeres, desde temprana

**Resulta muy** placentero para ambos si ella lo masajea, colocando sobre su pecho una tela suave de seda o gasa y deslizando sus manos a través del tejido; cuando comienzan a sentirse excitados, apoya sus pechos contra la gasa, buscando que se rocen sus pezones con las tetillas de él.

edad, conocen las sensaciones que se despiertan al tocarse los pechos y pezones. Él, con la palma de la mano untada en aceite, frota ligeramente los pechos o les aplica lubricante, dejando las areolas y los pezones para el final y haciendo el masaje muy lentamente. Continúa encerrando los pezones tiernamente entre el pulgar y el índice, estirándolos hacia afuera y retorciéndolos con delicadeza, alternando este movimiento con otro de tenue presión hacia adentro.

También puede humedecerlos con saliva y soplar encima de ellos hasta que se ericen; a ella le da mucho placer, si su tamaño lo permite, que él coja ambos senos y, acercándolos, los frote entre sí o

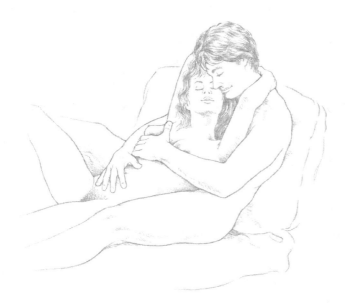

que sinuosamente roce con sus tetillas los pezones.

## MASAJE EN LA ESPALDA

Lo ideal es que ella se siente a horcajadas sobre el cuerpo del amante, situado boca abajo, mientras las manos se deslizan ampliamente por la espalda; él percibe a la altura de su cintura o sus glúteos el calor de la pelvis, la textura del vello púbico y nota la humedad que invade su vulva. Ella puede, asimismo, apretar sus

**Mientras las manos se deslizan ampliamente por la espalda, él percibe a la altura de su cintura o sus glúteos el calor de la pelvis, la textura del vello púbico y nota la humedad que invade su vulva.**

**Los amantes sienten cómo ha crecido la libido por la respuesta de calor que emite la piel, que parece estar deseando que se continúe el masaje hacia la sensible franja donde nacen los muslos.**

flancos con los muslos para transmitirle cercanía e intimidad, mientras prolonga y lentifica la caricia.

Para estimularla, él recorre con la punta de sus dedos toda la longitud de la espina dorsal, rica en sensitivas terminaciones nerviosas, y en lugar de situarse encima de su cuerpo, lo hace a su lado. También describe amplias caricias por la espalda, deteniéndose antes de llegar a los hoyuelos de las nalgas, y con las palmas va rozando levemente los costados de su cuerpo, sobre todo en la zona cercana a la axila, para enviar una corriente erótica a los pechos sobre los que ella está recostada.

## MASAJE EN LAS NALGAS Y CADERAS

La zona de las nalgas y las caderas está recorrida por un fino entrelazado de venas por las que circula el flujo sanguíneo; ésa es la razón por la cual al masajearlas emiten multitud de estímulos. Lo más sugerente es el golpeteo con el puño flojo, que provoca un tipo de presión que interrumpe y hace circular de forma alterna la sangre, generando energía sexual.

En este punto, los amantes sienten cómo ha crecido la libido por la respuesta de calor que emite la piel, que parece estar deseando que se continúe el masaje hacia la sensible franja donde nacen los muslos. En ese momento debe aliviarse la presión y masajear con las yemas superficialmente o tamborileando con los dedos, para producir un efecto semejante al roce de las alas de una mariposa. Por lo general, el contraste entre la presión profunda al inicio y tenue al finalizar es irresistiblemente sensual.

**Un masaje muy** sensual es el que se da con las palmas a los lados de las caderas y con los pulgares sobre las nalgas ejerciendo presión; el efecto se intensifica si se acercan ambos glúteos para que la suave piel que oculta el ano se roce, sensibilizándose aún más.

## MASAJE EN LA PELVIS

Se inicia dejando reposar la palma de una de las manos abarcando la pelvis, desde la vulva, y situando la otra encima

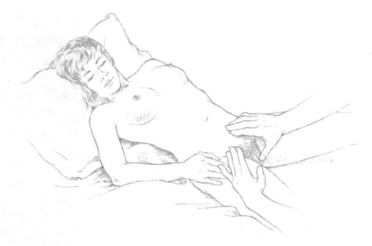

**No hay órgano** sexual más poderoso que nuestra propia mente ni terreno más extenso que la piel para ejercer la sensualidad. Por ello el masaje erótico imaginativo y cargado con la propia libido es el más potente afrodisíaco natural.

del triángulo cubierto por el vello púbico. En la mujer no hay que rozar el interior de los labios mayores y en los hombres debe evitarse la excitación de los testículos; simplemente se deja la mano quieta. El tacto registra así las pulsaciones que emite la pelvis, que es uno de los centros energéticos y sexuales de mayor potencia. Luego, utilizando los dedos medios de cada mano, se masajea suavemente la unión entre el muslo y la cadera, las ingles y el nacimiento del vello púbico, describiendo círculos o trazando líneas hacia arriba, en dirección al ombligo.

En estos masajes hay que emplear la imaginación y la intuición creativa para encender la libido, pero sin rebasar la línea que conduce a la caricia genital directa, a la masturbación o a los juegos preliminares.

## OTROS MASAJES

Las piernas y los pies se masajean a ritmo lento, lubricándolos antes con aceite para poder deslizar bien las manos en sentido longitudinal, desde las nalgas hasta los tobillos. Es especialmente incitante ejercer una presión muy leve cuando el recorrido es hacia abajo, mientras que, cuando se hace en sentido inverso, debe ser más firme, como si se estirara la piel hacia arriba.

Profundamente sensual es el masaje en la parte interior de los muslos, sobre todo a medida que las manos se acercan mórbidamente a las ingles, y también cuando recorren las corvas, por detrás de las rodillas.

La presión íntima y sugerente de abrazar los tobillos con las manos, como si se los abarcara con una «pulsera», favorece la irrigación sanguínea, comunicando un

**Los muslos se** masajean por la parte posterior o anterior, ya que ambas son muy sensibles. Si el amante está boca abajo, las manos pueden recorrer toda la pierna con la misma intensidad; cuando está boca arriba, desde la rodilla se presiona con el pulgar hasta la ingle, lo que desata infinidad de percepciones. Este mismo masaje no debe realizarse de la rodilla hacia abajo, porque puede provocar cierto dolor a lo largo de la espinilla.

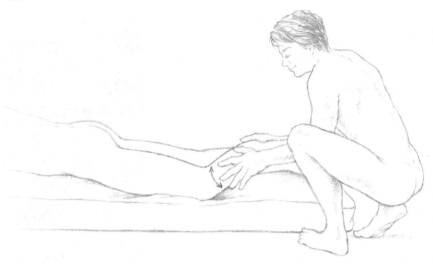

sensitivo cosquilleo que se percibe en los genitales y despierta las hormonas responsables del placer sexual.

Las plantas de los pies están pobladas de puntos sensibles fácilmente excitables con la presión del pulgar, de modo que cualquier roce o masaje en la zona es incitante; aunque esta parte del cuerpo debe tocarse con firmeza para no provocar cosquillas.

# FANTASÍAS ORIENTALES

Las fantasías son –sin duda– una de las mayores gratificaciones sensuales en solitario y además resultan sumamente enriquecedoras para la vida sexual de los amantes.

En el universo de los sentidos, los ensueños juegan un importante rol ya que se convierten en un manantial inagotable de disfrute, en el que la capacidad de imaginar aquello que deseamos en lo más profundo de nuestro ser nos hace volar lejos de la realidad, para llevar a la práctica nuestras más secretas ilusiones.

Cuando recorremos nuestro propio cuerpo durante un acto de placer, imaginando que es acariciado, besado o lamido por otra persona con la que nos gustaría tener un encuentro sexual pero que en ese momento parece estar fuera de nuestro alcance, crece tanto el anhelo que el deleite que sentimos al desbordarnos y llegar al punto culminante explota como un volcán.

En el interior de la mente, allí donde no habitan los prejuicios ni las inhibiciones, toman cuerpo ansias recónditas, íntimas e inconfesables, sueños que parecen imposibles de realizar, argumentos eróticos ideales desarrollados con amantes imaginarios con los que se tiene la ilusión de compartir la carga explosiva de disfrute que ocultamos.

Es por ello que comunicar las propias fantasías o dejarlas en libertad mientras se tiene un coito no sólo no se debe reprimir, sino que añade alicientes a la relación sexual y evita que se instale el temido fantasma de la rutina.

Si, además, los amantes desean internarse en el singular camino de placer fantaseado a dúo, basta con «poner en escena» los ensueños, y jugar cada uno un rol que enardezca la respuesta sexual del otro: es tan sencillo como que el hombre le pida a ella que repita los gestos de una mujer entrevista desde su ventana desvistiéndose y luego, presa de la pasión, él la «asalte» de improviso como si fuera un desconocido y la haga disfrutar, a la elevada temperatura que suele despertar esa situación imaginada repetidamente en solitario.

También ella sentirá placer al compartir la secreta intimidad y se lanzará a dar rienda suelta a sus propios sueños de estar en brazos de un desconocido con el que, en ciertos momentos, puede haber fantaseado.

Un actor de cine que sólo está vivo en la pantalla para la mayoría de las mujeres o un compañero de trabajo con el que se tiene una relación impersonal pueden, sin embargo, ser en el ensueño posibles compañeros de sexo, imaginando que los dedos de sus manos rozan sus pechos y penetran en la vagina suavemente, mientras que sus labios calientes y sensuales recorren su cuerpo y lo inflaman de deseo.

Basta con imaginarlo, recordar los rasgos que despiertan goce en la luz tenue

## Las fantasías más frecuentes de él:

Las que más se repiten y excitan la imaginación masculina son: hacer el amor con una mujer que no es su pareja o amante habitual, mejor si es una completa desconocida; mantener una relación sexual con dos o más mujeres; ser seducido por alguien de otra raza (negra, mulata, oriental...) y los intercambios de pareja.

que apenas ilumina el ambiente donde ella y su amante se acarician y suponer que es él, que por fin se cumple la fantasía, al pedirle que realice aquello que se espera del desconocido o de aquel que está fuera del alcance de sus brazos. Ese orgasmo, alimentado por la imaginación, es incomparable a cualquier otro.

## LA GEISHA MISTERIOSA

Hoy, él imagina que ella es una mujer diferente, exótica y extraña, que parece esquivar su contacto, por eso no sabe a

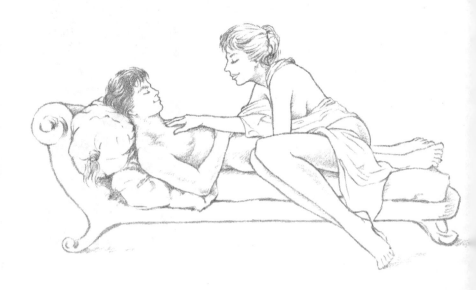

qué atenerse; fantasea con que su amante baja la potencia de las luces, pone música oriental sedante, enciende un palillo de incienso y sale un momento de la habitación. Cuando en su mente la ve regresar, está envuelta en una bata de tejido suave que se pega a las líneas de su cuerpo como una segunda piel y, sin decir ni una palabra, pone las manos sobre su pecho –suave pero firmemente– y hace que se tumbe de espaldas.

Él se siente excitado, se ilusiona tratando de tocar su piel bajo la ropa, pero no lo consigue porque ella sustrae el cuerpo y comienza a acariciarlo con una lentitud hipnótica; percibe el tacto de las manos femeninas untadas en una sustancia de aroma punzante y dulce a la vez, deslizándose como si reptaran por los huecos más recónditos y escondidos, donde él no sospechaba que pudiera anidar el placer; cada una de sus caricias penetra por todos los poros de su piel y el deseo lo lleva a querer devolverlas con más intensidad, sentir cómo se tensan los pezones entre sus dedos, besar su boca,

**Ahora siente que lo explora con la lengua, en un viaje ascendente desde la línea que parte las nalgas, por la espina dorsal, vértebra a vértebra, provocándole estremecimientos de placer hasta que, rendido, siente que está a punto de llegar al clímax.**

## Las fantasías más frecuentes de ella

**Ella, por su** parte, suele fantasear con frecuencia –también como el hombre– con una relación erótica con alguien que no es su amante o compañero habitual; disfrutar del sexo con otra mujer; tener una relación sexual sin intercambiar palabras con un desconocido, en un lugar público o con el peligro de ser descubierta y fingir que su amante la viola pero sin violencia real.

recorriéndola con su lengua, recibir en sus labios la miel de su vulva; sin embargo, ella no lo permite. Sigue acariciándolo con toques suaves y enérgicos; uno de sus dedos recorre las ingles, otro se enreda entre el vello de su pubis, mientras la otra mano se desliza trazando un itinerario ardiente por los testículos y el escroto hasta detenerse en el ano.

Cuando la excitación de él es incontenible y anhela que ella acaricie también su pene, imagina que ella lo vuelve suavemente hasta que lo tiene boca abajo a su entera merced. Ahora siente que lo explora con la lengua, en un viaje ascendente desde la línea que parte las nalgas, por la espina dorsal, vértebra a vértebra, provocándole estremecimientos de placer hasta que, rendido, siente que está a punto de llegar al clímax.

Sueña con que ella lo adivina, al oír su voz enronquecida, y volviéndolo nuevamente a la postura inicial, le sujeta las manos para que no puedan alcanzarla y se sienta a horcajadas sobre el pene, haciendo movimientos envolventes con la vagina húmeda mientras se masturba, frotándose el clítoris, para que él, imaginando el goce de ella, multiplique su propio disfrute. Sólo cuando ambos están a punto de alcanzar el orgasmo, ella libera las manos del hombre para que abrace sus nalgas y la estreche con fuerza en el momento de derramarse en su interior.

## TRIÁNGULO SENSUAL

Muchas veces, cuando se masturba excitándose el clítoris, al mismo tiempo que introduce el dedo medio en la vagina, imaginando que es el pene del amante, tiene la fantasía de que otro hombre la penetra analmente.

En ocasiones, siente que no le basta con las manos, la boca y el pene de un solo hombre estimulándola y, por fin, da rienda suelta a sus ilusiones y se ve en medio de dos compañeros dispuestos a competir por llevarla al disfrute que anhela para satisfacer su intenso morbo.

Enardecida, le parece que uno se sitúa frente a ella de pie y sus manos bus-

En ocasiones, siente que no le basta con las manos, la boca y el pene de un solo hombre estimulándola y, por fin, da rienda suelta a sus ilusiones y se ve en medio de dos compañeros dispuestos a competir por llevarla al disfrute que anhela para satisfacer su intenso morbo.

can la piel por debajo de la blusa, rozan levemente, al pasar, los pezones cubiertos por el fino tejido del sujetador; pero pronto él la despoja de esta prenda y alterna los roces de sus manos y las succiones de su lengua sobre los pechos.

Por detrás de la mujer y en cuclillas, ella imagina y ve con nitidez al tercer compañero sexual que la acaricia con sus manos subiendo desde los tobillos, recorriendo las piernas hasta la cintura para quitarle las bragas y las medias; ella responde inclinándose un poco y abriéndose para recibir mejor el estímulo por delante, ofreciendo al mismo tiempo la vulva y las nalgas a los dedos masculinos y a la boca del que se encuentra a sus espaldas.

Se siente estimulada doblemente, y fantasea con que toma con una de sus manos el pene del amante que la enfrenta y, con la otra, excita también el miembro erecto del hombre situado detrás de ella; reconoce las distintas formas y tamaños de los falos, pero palpa con gozo las dos intensas erecciones, percibiendo cómo laten ambos con su contacto.

Luego, ve en su imaginación cómo los tres se tumban componiendo una apasionada figura que recuerda un extraño animal mitológico: uno de los amantes se recuesta de espaldas, ella se sitúa encima y en posición opuesta para disfrutar ambos de un coito oral, mientras el tercero, acuclillado detrás de la mujer, la penetra analmente; sabe que, si fuera realidad, al llegar al clímax, los espasmos de placer recorrerían como una corriente eléctrica los tres cuerpos exhaustos.

## EL AMANTE TÁNTRICO

Sueña con rendirle un homenaje sexual a su pareja, cree adivinar sus fantasías porque ella es la diosa en la que quiere recrearse, dándole el intenso placer que sentirá tanto como el propio.

Él imagina que está sucediendo en la realidad: que la mira fijamente a los ojos, como si la besara con la mirada, que comienza a desvestirse y a desvestirla; una a una caen las prendas de ropa que los cubren, con lentitud exasperante va desnu-

**Desearía rozar tan sólo con sus dedos el clítoris, un leve trazo para seguir la línea del anillo de entrada en la vagina y luego, sin demora, recorrer la vulva, provocándole oleadas de placer que atraviesen todo su cuerpo.**

dando sus cuerpos, como ejecutando una mímica simétrica que permite mirar, saborear y recorrer con deseo creciente cada trozo de piel que queda al descubierto.

Recrea con el pensamiento cómo al fin los cuerpos están libres de todos los velos, frente a frente, y él extiende sus manos hacia los pechos que parecen aproximarse al contacto aunque ella permanece inmóvil salvo por el estremecimiento de placer que la recorre. Pero en lugar de encontrar respuesta a la sed de su ansia, la caricia de él hace crecer aún más su ardor, porque no llega al punto álgido, no busca los pezones que quieren ser rozados por sus dedos, sino que dibuja círculos a su alrededor como si les estuviera dando vida en ese mismo instante.

Fantasea con que su palma baja suavemente por el vientre y se detiene en el oscuro objeto de deseo del ombligo que le recuerda otras partes de su cuerpo que desean ser acariciadas, besadas y lamidas hasta el éxtasis.

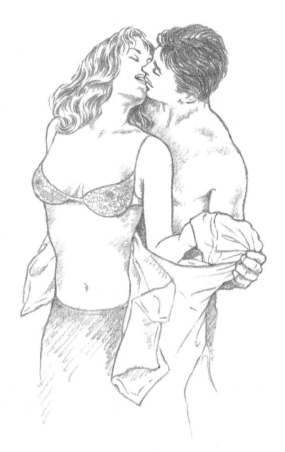

Imagina que vislumbra el brillo de su mirada, la humedad que reluce en la piel de todo el cuerpo de la amante, el rubor que tiñe su pecho y sus hombros, cree ver la boca entreabierta, y que a la vista de esos labios, sus manos vuelan buscando esos otros que ocultan, en lo más hondo, su secreta sensualidad.

Desearía rozar tan sólo con sus dedos el clítoris, un leve trazo para seguir la línea del anillo de entrada en la vagina y luego, sin demora, recorrer la vulva, provocándole oleadas de placer que atraviesen todo su cuerpo.

La escena alimenta aún más su ardor, anhela fundirse en su cuerpo y recostarse junto a ella como en una coreografía, lenta y felina, para penetrarla. Pero aún no quiere llegar al clímax, sólo desea una tregua en el placer que le da la imaginación, por eso en su fantasía aleja ligeramente el cuerpo. Al hacerlo, le parece oír que ella se queja en un murmullo sensual porque lo desea tanto que le ruega que por fin la penetre para lanzarse juntos a un disfrute sin límites.

## PELIGRO EN LA PISCINA

Despierta en la oscuridad del bungalow, la humedad y el calor del clima tropical no le dejan conciliar el sueño; recuerda al amante que ahora está lejos y desearía que estuviera en su lecho para calmar el ardor que recorre su cuerpo con ese otro calor más gratificante de la sexualidad, pero sabe que es imposible.

Una ilusión se presenta ante sus ojos: se ve levantándose, saliendo al fragante jardín y oyendo sonidos, como si alguien nadara en la piscina común. Imagina que eso la intriga, y que vestida únicamente con un simple pijama de dos piezas transparente se acerca hasta la valla que rodea la piscina y prueba de abrir la puerta de acceso, que está cerrada; en su ensoñación eso no la detiene, al contrario, se ve cobrando impulso y saltando por encima del obstáculo.

Fantasea que un desconocido está nadando en la oscuridad y que ella decide acompañarlo para refrescar su piel hirviendo y, sin quitarse la ropa, se zambulle. No alcanza el fondo de la piscina porque unos brazos masculinos la reciben y una boca ávida se pega a la suya.

Le parece que sus manos vuelan hacia el vientre de él y bajan en un solo gesto el bañador para abarcar los testículos y tocar su pene, que nota en plena erección. Pero algo la estremece: es un ruido que

**Fantasea que un desconocido está nadando en la oscuridad y que ella decide acompañarlo para refrescar su piel hirviendo y, sin quitarse la ropa, se zambulle. No alcanza el fondo de la piscina porque unos brazos masculinos la reciben y una boca ávida se pega a la suya.**

procede del jardín circundante; creen que alguien se acerca, acaso el cuidador o quizá otra persona que también ha tenido la idea de refrescarse en la piscina.

Ese pensamiento la enardece aún más y la lleva a sentir que ella y su desconocido acompañante se desnudan con ansia, comienzan a lamerse los labios, a acariciarse bajo el agua con pasión; la excita la idea del peligro que encierran sus actos en aquel lugar público, en el que en cualquier momento pueden ser descubiertos por ojos indiscretos; tiembla al pensar que a cada instante una potente luz puede acabar con la cómplice oscuridad de la noche que protege su sensualidad desbordada, desvelando el erótico abrazo al que está entregada.

Pero no puede detener los impulsos de sus sentidos desatados por el instinto sexual y ve la imagen de sí misma pegando su cuerpo a la espalda del desconocido, estrechándolo con las piernas; siente que él recibe el mensaje y la conduce nadando hacia el borde de la piscina, al que se encarama con un salto ágil, dejándola a ella flotando por un momento. Luego, con los pies rozando la superficie del agua, se inclina para tomarla por la cintura y atraerla hacia sí, hasta sentarla encima suyo, guiando su cuerpo para que su vagina encierre totalmente su miembro. La sostiene por las nalgas y ella, con las manos libres, se excita el clítoris siguiendo el ritmo del coito hasta que estalla en un orgasmo, y mientras lo besa en la boca, su imaginación la lleva a notar en su interior los ardientes espasmos del clímax del hombre.

## ERÓTICO TRÍO

Él siente un gran desasosiego, comienza a masturbarse y, en su mente, como si estuviera viendo una película que él mismo protagonizara, se ve encaminando sus pasos hacia un local que ofrece un espectáculo erótico.

Imagina que su vista y sus sentidos se excitan viendo a dos mujeres que ofrecen al público un número de strip-tease y luego se acarician la una a la otra sobre el escenario, hábilmente iluminado.

En su ensoñación, una de ellas es rubia, de formas rotundas, pechos sensuales y nalgas opulentas; la otra, morena y espigada, con pechos que despuntan apenas como los de una adolescente, sus largas piernas rematan en caderas escuetas y firmes. Pero sus cuerpos, tan diferentes entre sí, no son obstáculo para que una se entregue a la otra masturbándose mutuamente y dándose el gozo que sólo una mujer puede dar a otra, sabiendo de antemano el anhelo del clítoris por ser rozado y lamido, el ansia de los pezones por ser succionados y la vagina y el ano deseando ser colmados por los hábiles dedos, frotando sabiamente las zonas más sensibles del cuerpo femenino.

Estas imágenes lo llevan a sentir cómo crece su excitación y súbitamente en su ilusión algo en él las atrae y aceptan acompañarlo para llevar a cabo una ceremonia sensual entre los tres.

Sus más íntimas fantasías le proporcionan un intenso placer: sueña con que esas mujeres le proponen que elija a una de ellas aunque no desvelan con qué pro-

**Imagina que la morena con aire adolescente comienza a rendirle un sumiso homenaje, recorriéndole todo el cuerpo con su lengua, al mismo tiempo que su mirada se recrea en la sensual rubia, que se masturba con las piernas bien abiertas para que él la vea, mientras gime por el placer que la invade.**

pósito. Imagina que la morena con aire adolescente comienza a rendirle un sumiso homenaje, recorriéndole todo el cuerpo con su lengua, al mismo tiempo que su mirada se recrea en la sensual rubia, que se masturba con las piernas bien abiertas para que él la vea mientras gime por el placer que la invade.

Supone que, cuando ya no puede resistir más, la acuesta sobre la cama boca abajo y la penetra analmente, abrazándola por delante para alcanzar con sus manos los rotundos pechos de ella, y que, para que su placer sea completo, la morena se sienta a horcajadas sobre su cintura y le lame la espalda, mientras su delgado dedo meñique lo penetra también a él por detrás.

## BÁRBARA PASIÓN

Para excitarse mutuamente, los amantes recorren las páginas de un antiguo tratado de secretos amorosos, el kamasutra, sienten cómo sus cuerpos se van encendiendo a la vista de las imágenes

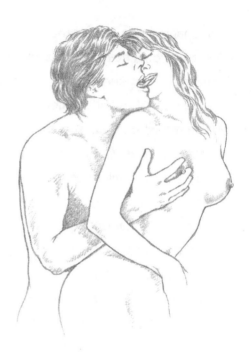

eróticas y las descripciones del éxtasis despiertan su fantasía.

Súbitamente, sus ojos son atraídos por un párrafo, y por la superficie de la piel asciende el deseo en forma de calientes oleadas que emergen de la parte más salvaje de su ser, acaso porque les recuerda un remoto e inconfesable sueño que alguna vez rozó sus mentes.

Él imagina que se acerca a ella de espaldas y la atrae hacia sí con fuerza; se ve mordisqueándole la nuca mientras ronronea y le murmura deseos inconfesables al oído, que luego lame y mima con pequeños roces de sus dientes; ella también se ve a sí misma revolviéndose con instinto salvaje y mordiéndole los labios y el cuello, imaginando que está dándole un placer intenso, justo en el límite con el dolor.

Una manera nueva de amarse cobra fuerza en su ilusión: juegan entre sí como dos cachorros de león, excitados y sin tabúes; evitan usar las manos, sólo las bocas actúan, acercándose con furia a la piel del amante para chupetear y morder, dejando rastros de saliva, que va señalando puntos y huellas en el territorio de la pasión.

Cuando en el ensueño de ella ya casi no queda ni un solo rincón por mordisquear, ve una escena donde está encima del amante y boca abajo, ofreciéndole el clítoris y tomando con sus labios la corona del pene mientras él, con extremada delicadeza, comienza a lamerle el botón turgente y a succionarlo con suavidad; esta ilusión crea en su cuerpo un instinto salvaje que la lleva a sentir que ambos es-

**Él imagina que se acerca a ella de espaldas y la atrae hacia sí con fuerza; se ve mordisqueándole la nuca mientras ronronea y le murmura deseos inconfesables al oído, que luego lame y mima con pequeños roces de sus dientes.**

## Exhibicionismo

**Muchas** personas sienten que su libido se eleva enormemente al imaginar que se masturban ante alguien que los mira a lo lejos; o al fantasear que mantienen una apasionada relación sexual ante la vista de una persona ajena a la pareja.

tán al borde de dejarse llevar por un clí-max irrepetible.

## BANQUETE DE AFRODITA

En esta sensual fantasía, ella o él ima-ginan que una mullida y lujosa alfombra decorada con motivos orientales les ofre-ce su comodidad y que recuestan sus espaldas sobre cojines de seda y tercio-pelo; están completamente desnudos jun-to a una mesa baja, cubierta totalmente con manjares y bebidas cuyos aromas al-canzan el olfato, excitándolo con la pro-mesa de sus secretos y afrodisíacos sa-bores.

En este ensueño, él llena dos finos cuencos de porcelana con sake helado y le acerca uno a ella, que toma un peque-ño sorbo y, en lugar de hacerlo pasar por su garganta, se aproxima y lo vierte en la boca del amante. El hombre hace lo mis-mo en la boca de ella y, a continuación, ella sumerge sus pezones, primero uno y luego otro, en el cuenco de licor; sin que medie ninguna insinuación, él recoge con sus labios el fragante líquido que baña sus pechos.

Bocados intensamente dulces y ardientemente picantes que se van llevando a los labios, se combinan para hacer las delicias de los cuerpos y elevar el grado de voluptuosidad que los va embargando; hay una regla tácita en este encuentro sexual imaginado, y es que cada sabor es enriquecido con los perfumes de las zonas más íntimas de los cuerpos: él lame un dulce mango y luego se lo da a comer en la boca; ella toma una fresa y la embebe en el jugo de su vulva antes de dárselo a él para que lo saboree; una cereza recubierta de chocolate adorna el ombligo de la amante y los dientes masculinos la recogen de su vientre, lamiendo después el dulce que ha quedado en el interior de la sensual oquedad.

Las lenguas arden, perfumadas por el sake y estimuladas por los sabrosos platos degustados, que invitan a seguir saboreando ahora los cuerpos, que ambos untan con la exótica bebida para catarla

## Voyeurismo

**Es una fantasía** bastante frecuente que provoca una gran excitación al espectador o espectadora imaginario de una relación sexual ajena o de alguien que se quita la ropa sin saber que está siendo visto a través de una distante ventana.

mientras lamen esa «bandeja» natural de placer.

Por fin, fantasean con la ilusión de sentirse perdidos en la magia sensual de sus sentidos, e imaginan que se funden, «comiéndose» con los ojos, abarcando cada rincón de su piel con las manos mientras él la penetra.

El orgasmo mutuo en su mente es el merecido «postre» y a la vez el broche de oro de esta fantasía enriquecida por la ceremonia gastronómica, tan orgiástica como sensual.

# MASAJES QUE RESUELVEN DIFICULTADES

**H**ace miles de años que las diversas culturas orientales –hindú, china y japonesa, entre otras– estudiaron la acción benéfica de los masajes para resolver ciertas dificultades y trastornos que se interponen en el disfrute de una sexualidad plena.

Por ello, y buscando enriquecer e intensificar el erotismo, escribieron numerosos tratados en los que se desarrollan detalladamente las técnicas más efectivas para resolver cuestiones como la eyaculación precoz, la indiferencia sexual del hombre o de la mujer o la impotencia masculina.

Un aspecto destacable de estas técnicas es que son perfectamente adaptables a nuestra sociedad, ya que cualquier persona, siguiendo sencillas instrucciones, puede realizarlos de forma natural. De modo que podemos beneficiarnos de los masajes para intensificar nuestra vida sexual.

## TÉCNICAS PARA UN SANO EROTISMO

Los puntos del cuerpo en los que se aplican estos masajes están situados por debajo de la piel, a poca profundidad. No es necesario localizar exactamente el sitio preciso, basta con tratar la zona que lo rodea, ya que el efecto que se consigue es el mismo.

En las técnicas curativas orientales, la mano y el pie son una suerte de mapa que refleja todo el cuerpo, ya que tienen innumerables terminaciones nerviosas y sensitivas conectadas con otras tantas áreas del organismo. Asimismo, en la piel hay diseminados puntos importantes que se pueden masajear para resolver trastornos y aumentar la calidad de la experiencia sexual.

**La persona que** recibe el masaje debe estar completamente desnuda; es importante tener en cuenta que no se debe realizar en mujeres embarazadas o que estén menstruando, así como tampoco en estado febril o con enfermedades crónicas. Asimismo, hay que dejar transcurrir dos horas después de haber comido o bebido.

La forma de darlos no se diferencia de las técnicas para erotizar, sino que lo que varía son los puntos que se presionan. Los más adecuados son los roces de presión; en los más leves se utilizan las yemas de los dedos, mientras que en los toques más enérgicos se emplean especialmente los pulgares, el talón y la palma de la mano.

La energía se ejerce desde la periferia hacia el centro del punto, siguiendo la circulación de las venas y, si se masajean músculos, se recomienda seguir la trayectoria de las fibras musculares.

El pellizco se realiza tomando la piel entre los dedos pulgar e índice; en cambio, el de sujeción se hace con el pulgar y el resto de los dedos, apretando la zona que se desea; la presión de pinza, aunque se parece a la del pellizco, es más suave pero más prolongada.

## INDIFERENCIA SEXUAL FEMENINA

En la actualidad, el problema de la frigidez es cada vez menos frecuente, dado

**En la piel hay diseminados puntos importantes que se pueden masajear para resolver trastornos y aumentar la calidad de la experiencia sexual.**

**En gran** medida, la efectividad de los masajes depende de la actitud del que los realiza. Si la persona que los hace es imaginativa y carece de ansiedad por lograr objetivos concretos, es muy posible que los masajes se conviertan en un juego erótico divertido y provechoso.

que hoy ya no rigen los antiguos criterios por los que se suponía que la satisfacción de la mujer era sólo un espejo del placer masculino.

Sin embargo, en ocasiones, por pudor o desconocimiento, ella no sabe expresarle sus necesidades al amante y, de esta falta de comunicación o como consecuencia de alguna experiencia desagradable y hasta traumática, surge la indiferencia sexual.

Indudablemente, si él consigue transmitirle su propio deseo mientras realiza el masaje y va derivando hacia caricias más sensuales, es muy probable que finalmente logre estimular su libido. Debe comenzar haciendo una ligera presión o pellizcando, alrededor de tres minutos, el punto que se encuentra a dos centímetros por encima del hueso del tobillo, en la parte posterior de la tibia, repitiéndolo en ambas piernas. Este estímulo suele activar la energía de los genitales femeninos, aunque su eficacia depende de la receptividad que ella tenga. Como complemento, también es conveniente frotar por debajo de la protuberancia de la rodilla durante unos instantes.

Cuando a ella le hacen una masaje en la zona del hueso sacrocoxígeo, situado por debajo de la cintura, la respuesta también es muy favorable, ya que allí hay diversos puntos conectados con la sexualidad, sobre todo si al mismo tiempo él la mordisquea y acaricia en otras partes del cuerpo, evitando las zonas erógenas clave.

## INDIFERENCIA SEXUAL MASCULINA

Aunque se suele dar por supuesto que los hombres tienen menos problemas de indiferencia sexual que las mujeres, lo cierto es que, muchas veces, la rutina, el estrés y otro tipo de problemas propios de la agitada vida moderna suelen aletargar el deseo.

Para estimularlo debe buscarse el punto que se halla en el dorso de los pies, a un par de centímetros del espacio que hay entre los dedos, junto al primer y al

**Es muy** importante masajear el punto situado en el centro de ambas palmas de la mano porque activa la energía de los órganos sexuales.

**Los masajes**

sobre los puntos
que enervan la
sexualidad
masculina son más
eficaces si se
realizan al mismo
tiempo que se
acarician las zonas
erógenas; además,
si antes de iniciar
el coito se presiona
con los pulgares
sobre el punto que
está en el dorso de
la mano, junto
al segundo
metacarpiano,
se produce un
efecto sedante,
puesto que la
ansiedad suele
motivar también
estos trastornos.

segundo metatarsiano. Luego, se realiza el masaje con el pulgar, aplicando bastante energía durante un minuto; a continuación, se refuerza el efecto frotando la parte inferior de las yemas de todos los dedos –primero de un pie y luego de otro– durante aproximadamente dos minutos. Otra opción es masajear la zona cercana al pliegue de la muñeca, entre los dos tendones, y presionarla antes de volver a repetir el masaje sobre el primer punto del pie.

## IMPOTENCIA O DIFICULTADES DE ERECCIÓN

Una vez descartadas las causas físicas o los efectos secundarios que pueden provocar ciertos fármacos, si estos problemas se mantienen, suelen responder a motivos anímicos o psicológicos.

En lugar de inhibirse de mantener relaciones sexuales, incorporar los masajes a los juegos preliminares contribuye a superar estas dificultades en algunas ocasiones; la amante, en este caso, lejos de asumir una actitud técnica, conviene que los realice con sensualidad y sutileza.

Si se trata de impotencia, ella dirigirá su mano al punto que él tiene por debajo del ombligo y lo presionará con los dedos índice y medio, arrastrando la piel hacia arriba, abajo y a los lados durante un minuto. Luego, presionará el punto que está por encima del tobillo en la parte posterior de la tibia a lo largo de dos minutos. Como complemento a lo anterior, también puede sujetar con firmeza la zona que se encuentra algo más abajo de la protuberancia de la rótula por espacio de un minuto más.

En cambio, si hay dificultad de erección, él puede recibir la energía sexual que ella le transmite a través de ciertos puntos. Para ello, el dedo medio de la mano derecha del hombre se pone en contacto con el centro de la planta del pie izquierdo de la mujer y el mismo dedo de su mano izquierda sobre el mismo punto del pie derecho de ella. En este caso no hace falta presionar, sino simple-

> **Además de** eficaz, resulta muy erótico que ella le frote las yemas de los dedos de los pies durante dos minutos y finalice acariciando con suavidad la base de la nuca masculina.

mente mantener el contacto durante largo rato antes de iniciar las caricias previas a la relación sexual.

Otra alternativa, adecuada para combinar con las anteriores, es aplicar una presión leve en la zona lumbar masculina, ya que en ella se hallan las terminaciones nerviosas que comunican con los genitales; para reforzarlas se presiona la zona entre la cintura y el coxis repetidas veces, aproximadamente diez o doce, durante cinco segundos cada presión.

**Una buena** manera de evadirse del temor que provoca la posibilidad de eyacular antes de tiempo es no pensar en ello y concentrarse en imágenes apacibles y alejadas de lo erótico.

## EYACULACIÓN PRECOZ

Con frecuencia se piensa que esta disfunción es propia de los hombres muy jóvenes, pero lo cierto es que se da en todas las edades. Si él logra controlar la ansiedad que le provoca precisamente no cumplir con las expectativas que ella pueda tener y se entrega confiadamente al masaje, posiblemente después de varios intentos consiga controlarse.

Ante esta situación, si ella aplica un masaje en el que combina la presión con bastante intensidad seguida de distensión en la zona del epigastrio y el sacro, contribuirá en gran manera a ayudarlo. Otra alternativa es que busque el punto que se encuentra entre la segunda y la tercera vértebra lumbar y lo presione con sus dedos índice y medio, sin girarlos.

Asimismo, este método sirve para que el hombre maduro que se agota con una actividad sexual frecuente disfrute del coito más a menudo, aprendiendo a eyacular en cada ocasión una mínima cantidad de esperma.